탄수화물의 경고

TANSUIKABUTSU NO TABESUGI DE HAYAJINI SHITEWA IKEMASEN
By koji Ebe
Copyright ⓒ2014 Koji Ebe
All rights reserved.
Original Japanese edition published in 2014 by TOYO KEIZAI INC.,
Tokyo.
Korean translation rights arranged with TOYO KEIZAI INC., Tokyo
and Inner Book, Korea through Tony International.
Korean translation edition ⓒ 2024 by Inner Book, Korea.

이 책의 한국어판 저작권은 토니 인터내셔널을 통한 저작권자와의 독점 계약으로 이너북에 있습니다. 신저작권법에 의하여 한국어판의 저작권 보호를 받는 서적이므로 무단 전재와 복제를 금합니다.

탄수화물의 경고

에베 코지 지음 | 한성례 옮김

당뇨병 명의가
알려주는
당질제한식
31가지

이너북

프롤로그

오래 살고 싶다면
당장 당질부터 줄이세요!

▎4대 사망 원인, 5대 질병을 당질 제한으로 예방할 수 있다

암, 심장질환, 폐렴, 뇌혈관질환은 현대 일본인의 4대 사망 원인입니다. 한국인은 어떨까요? 2021년 통계청이 발표한 자료에 따르면, 한국인의 4대 사망 원인은 암, 심장질환, 폐렴, 뇌혈관질환으로 전체 사망 원인의 47.4%를 차지한다고 합니다.[1]

2011년 일본 후생노동성[2]은 일본인이 많이 걸리는 5대 질병을

---

1 통계청의 '2021년 사망원인통계 결과'에 따르면 사망 원인 1위는 암으로 전체 사망자의 26%를 차지했다.
2 후생노동성: 일본의 사회 복지, 사회 보장, 공중위생의 향상과 증진, 노동 조건과 환경의 정비 및 일자리 확충 등을 관장하는 행정기관. 우리나라의 보건복지부, 고용노동부에 해당한다.

발표했습니다. 오래전부터 많이 발병하던 암, 뇌졸중, 심장병, 당뇨병에 정신질환을 새로 추가했습니다. 이 중 뇌졸중은 뇌혈관질환이고 심장병은 심장질환입니다.

5대 질병 중 암, 뇌졸중, 심장병은 4대 사망 원인이기도 합니다. 현대인이 가장 많이 걸릴 뿐 아니라 죽음과도 직결되는 병이라는 사실을 의미합니다. 4대 사망 원인 중 나머지 하나는 폐렴입니다. 고령자들이 많이 걸리는 병이니만큼 고령화가 진행되는 현대 사회가 경계해야 할 질병입니다.

새로 5대 질환으로 추가된 정신질환은 직접적인 사인은 아닐지라도 간접적으로 생명을 위협합니다. 특히 급속히 증가하는 우울증은 자살을 유발할 가능성이 높다는 점에서 죽음을 야기하는 질병입니다.

당뇨병은 심장질환이나 뇌혈관질환을 합병증으로 동반하는 경우가 많고 암으로 발전할 확률도 높습니다. 더욱이 알츠하이머병으로 이어질 위험도 큽니다. 여러 합병증을 동반하는 당뇨병은 현대 사회의 대표적인 생활습관병입니다. 다른 병을 일으켜 죽음으로 몰아넣기도 합니다.

즉 일본 후생노동성이 4대 사망 원인 및 5대 질환으로 명시한 질병은 암, 심장질환, 폐렴, 뇌혈관질환, 정신질환, 당뇨병입니다.

이 질병들의 증가는 심각한 사회문제이며 대책 마련이 시급합니다. 그런데 이 모든 질병에 효과가 있는 치료법이 있습니다.

바로 당질제한식입니다.

주요 사망 원인으로 명시된 모든 질병은 오늘날 가정의 평범한 식생활에서 비롯되었습니다. 바로 당질 과다 섭취입니다.

우리는 하루 세 끼 식사에 혈당치가 올라가기 쉬운 흰쌀밥, 흰 밀가루로 만든 빵이나 면류를 많이 먹습니다. 매일매일 다량의 당질이 포함된 청량음료를 마시고 설탕과 흰 밀가루로 만든 과자를 간식으로 먹습니다. 이러한 식생활을 반복하면서 하루에도 몇 번씩 혈당치를 높이다 보면 온몸의 혈관이 조금씩 손상됩니다. 급기야는 혈관에 치명적인 결함이 생겨 어느 날 갑자기 병에 걸립니다.

거듭되는 당질 과다 섭취가 암과 심근경색, 뇌경색 등의 무서운 질병을 일으킵니다. 이처럼 위험한 식생활을 바꾸고 주요 사망 원인에 해당하는 모든 질병을 예방할 해결책은 당질제한식입니다.

당질제한식의 4가지 장점

당질제한식은 원래 당뇨병 치료식으로 시작되었습니다.

당뇨병, 대사증후군, 비만, 고혈압 등 당뇨병과 관련된 질병 치료에 뛰어난 효과를 보입니다.

당질제한식은 쌀, 밀, 감자 등에 많이 함유된 당질을 가능한 한 섭취하지 않는 식이요법입니다. 쉽게 말해 밥, 빵, 면류 등의 주식

대신 단백질과 지방질을 많이 포함한 부식을 충분히 먹는 식사입니다(상세한 내용은 부록 ① '당질제한식 실천법' 참조).

제가 이사장을 맡고 있는 교토의 다카오병원에서 실시하는 당질제한식은 실행하기에 번거롭지 않고 크게 인내심을 요하지도 않습니다. 원칙적으로 열량을 계산할 필요도 없으며 사람들 대부분 배부를 때까지 먹어도 됩니다.

그렇다고 해서 열량을 무제한으로 섭취해도 상관없다는 뜻은 아닙니다. 당뇨병학회의 권장 사항만큼 엄격하지는 않아도 평상시 운동을 하지 않는다는 전제하에 남성은 하루 1,850~2,250$kcal$, 여성은 1,450~1,700$kcal$를 섭취 기준으로 삼습니다.[3]

당질 섭취 목표량은 한 끼에 10~20g로 정해져 있지만 굳이 계산하지 않아도 됩니다. 쌀, 밀 등의 곡물과 감자, 호박 등 당질이 많은 일부 식품을 기억해 두었다가 그 식품만 피하면 되므로 어렵지 않습니다(부록③ '먹어도 되는 식품과 피해야 하는 식품' 참조).

다카오병원에서는 당질제한식 중에서도 하루 동안의 모든 식사에서 당질을 제한하는 슈퍼 당질제한식(부록① 참조)을 권장합니다. 다른 당질제한법에 비해 효과가 가장 좋기 때문입니다. 실제로 입원환자들에게도 이 방법을 처방하고 있습니다. 이 책에서

---

[3] 대한당뇨병학회(KDA)는 하루 필요 열량을 표준체중과 활동 정도에 따라 산정하기를 권한다. 표준 체중이 60kg인 남성이 보통의 활동을 하는 경우, 하루 총 열량은 1,800$kcal$이다.

는 이를 기준으로 서술하겠습니다.

또한 이 책에서 사용하는 '당질, glucide'이라는 용어는 '탄수화물, carbohydrate'을 가리킵니다. 정확히 말하면 탄수화물은 당질과 식이섬유를 포괄하는 개념입니다.

다만 식이섬유는 인체에서 소화되지 않기 때문에 혈당치를 높이지 않습니다. 당뇨병과 같은 생활습관병과는 거의 관계가 없습니다. 탄수화물 중 문제가 되는 성분은 당질뿐입니다. 질병에 관련하여 탄수화물과 당질은 동일한 의미입니다.

다카오병원에서는 1999년에 당질제한식을 처음 실행한 이래 2014년 5월까지 900명 이상의 입원환자와 2,400명 이상의 외래환자가 이 치료식을 실천했습니다.

당뇨병은 혈당치가 높아지는 병입니다. 당질제한식의 가장 큰 장점은 당뇨병 환자의 식후 고혈당을 개선하여 정상 수준으로 조절하는 데 큰 효과가 있다는 점입니다.

그 이유는 지극히 단순합니다. 식품에 포함된 3대 영양소인 당질, 지방질, 단백질 중 오직 당질만이 혈당치를 높이기 때문입니다.

미국당뇨병학회ADA에 따르면 당질은 음식을 통해 섭취되고 소화·흡수되면 100% 혈당으로 변하지만 단백질과 지방질은 혈당으로 변하지 않습니다. 더욱이 당질은 섭취 직후부터 혈당치를 급격하게 상승시키며 2시간 이내에 우리 몸에 거의 흡수됩니다.

다시 말해 단백질과 지방질은 아무리 먹어도 식후에 혈당치가 상승하지 않지만, 당질은 먹은 만큼 혈당치를 올립니다. 식사로 당질을 섭취하면 혈당치가 급상승하고 이를 떨어뜨리기 위해 많은 양의 인슐린이 추가 분비됩니다. 사람의 몸속에서 혈당치를 낮추는 호르몬은 인슐린뿐이기 때문입니다.

그런데 당뇨병 환자는 인슐린 작용이 원활하지 않습니다. 인슐린을 충분히 생성하지 못하거나 비만으로 인슐린의 효력이 약해진 탓입니다.

당뇨병 환자가 당질을 많이 섭취하면 아무리 혈당치가 크게 상승해도 인슐린 작용이 원활하지 않아 고혈당 상태에 빠집니다.

식사 시 당질 섭취량을 줄이면 그에 따라 식후 혈당치도 높아지지 않습니다. 따라서 당질제한식을 하면 인슐린 작용이 원활하지 않은 당뇨병 환자도 고혈당이 되지 않습니다.

나아가 체중 감소와 체내 지방질 상태 개선에도 효과적입니다. 이 부분에 대해서는 신뢰할 만한 과학적 근거들이 많습니다. 최근 몇 년간 크게 주목받고 있는 저혈당 방지 및 혈당 변동 폭 축소에 관해서도 당질제한식은 효과가 큽니다. 치료 효과에 대한 만족도도 높아지고 있습니다.

오늘날 당뇨병 치료에서 당질제한식은 중요한 치료식으로 자리 잡았습니다. 당뇨병의 3대 합병증인 망막증, 신장병, 신경장애뿐 아니라 뇌경색, 심근경색 등의 위험을 방지하는 효과도 기대할 만합니다.

또한 당뇨병으로 진행될 가능성이 있어서 당뇨병 전초병으로 불리는 대사증후군, 고인슐린혈증, 비만 등의 당뇨병과 관련한 질병 치료에도 널리 사용되며 그 효과를 발휘하고 있습니다.

- 혈당치를 정상 수준으로 조절한다.
- 고인슐린 상태를 해소한다.
- 동맥경화를 예방하고 개선한다.
- 비만을 해소한다.

당질제한식의 이러한 장점은 당뇨병이나 대사증후군 등에 아주 효과적입니다. 그렇다고 당질제한식이 당뇨병과 관련한 질환에만 효과를 보이는 것은 아닙니다.

▌생활습관병의 원인은 당질 과다

당질제한식은 고혈당을 방지하고 인슐린 수치를 내리며 동맥경화를 예방하고 비만을 해소합니다. 이러한 장점은 당뇨병 외에도 현대 사회에서 날로 증가하는 주요 사망 원인과 질병을 예방하고 개선하는 데도 효과가 있습니다.

암은 고혈당이나 고인슐린혈증이 있으면 발생 위험이 커집니다. 고혈당과 고인슐린혈증은 동맥경화의 요인이기도 하며 뇌경색, 심근경색으로 이어집니다.

4대 사망 원인 중 하나인 폐렴도 고혈당이 감염 위험을 높이고 5대 질병에 새로 추가된 정신질환 역시 혈당치의 변동이 증상을 악화시킬 가능성이 높습니다.

이렇듯 주요 사망 원인 및 질병으로 불리는 모든 질환은 고혈당과 고인슐린이 그 원인입니다. 이들 질환을 당질제한식으로 예방하고 개선할 수 있습니다. 당질제한식은 일상적인 질병에도 폭넓은 효과가 기대됩니다.

사실 저는 당뇨병 치료를 위해 다카오병원에 당질제한식을 도입한 초기부터 다른 병에도 효과가 있음을 확인했습니다. 가장 먼저 현대인에게 흔한 병인 꽃가루 알레르기와 아토피성 피부염 등에 효과가 있었습니다.

처음에는 알레르기나 피부염 등과는 무관했고 순전히 당뇨병 치료를 위해 당질제한식을 처방했습니다.

그런데 환자 중에 동시에 다른 병을 앓고 있던 사람들이 진찰할 때 '당뇨병뿐 아니라 꽃가루 알레르기도 좋아졌다', '아토피가 개선되었다'라고 말해서 놀랐습니다.

이는 꽃가루 알레르기나 아토피성 피부염에 그치지 않았습니다. 심상성건선[4]이 사라졌다, 역류성 식도염이 없어졌다, 천식이 사라

---

4 심상성건선: 까슬까슬하게 흰 버짐이 번지는 피부병.

졌다, 편두통이 사라졌다, 생리불순이 없어졌다, 치질이 좋아졌다, 우울증이 나아졌다, 발기부전이 개선되었다……. 실로 다방면에 걸쳐 효과가 있었다는 이야기가 들려왔습니다. 효과를 보인 질병의 종류도 아주 다양해서 처음에는 믿어지지 않을 정도였습니다.

하지만 진찰을 해보니 분명 많은 증상이 개선되었음을 확인할 수 있었습니다. 이러한 경험을 거듭하면서 저는 이런 생각을 했습니다.

'현대 사회에서 증가하고 있는 질병 대부분은 당질 과다 식생활이 원인이 아닐까?'

저는 다카오병원에서 이러한 실제 사례들을 눈으로 보며 당질 과다 식생활의 위험성을 절실히 느꼈지만, 굳이 외부에 공표하지는 않았습니다.

거기에는 그럴 만한 이유가 있었습니다. 불과 몇 년 전까지만 해도 당질제한식은 이상한 식이요법이라는 편견이 있었습니다.

당질제한식이 당뇨병에 효과가 있음이 신뢰성 높은 개입연구[5]와 역학연구[6]를 통해 과학적으로 증명되었음에도 믿어주지 않았습니다. 이런 상황이다 보니 처음에는 어디까지나 당뇨병에 대한 효과에 국한해 당질제한식을 소개할 생각이었습니다.

---

5   개입연구: 피실험체를 그룹으로 나누어 다른 조건을 주어 연구하는 방법.
6   역학연구: 인간 및 동물 집단을 대상으로 질병이 일어난 원인을 규명하고, 건강상의 증진과 질병의 예방을 꾀하는 연구 방법.

하지만 최근 들어 상황이 크게 변했습니다. 미국당뇨병학회는 이미 당질제한식을 공식적인 당뇨병 치료식으로 인정하고 있습니다. 유럽에서도 공식적으로 인정하는 나라가 많아졌습니다. 개중에는 스웨덴처럼 국민의 23%가 당질제한식을 실천하는 나라도 있습니다.

아직 일본당뇨병학회에서는 공식적으로 인정하지 않았지만, 일본도 당질제한식을 차츰 용인하는 추세이며 순환기내과를 비롯한 다른 의료 분야에서는 점점 더 많은 의사가 환자에게 당질제한식을 처방하고 있습니다.

비로소 당뇨병에 대한 당질제한식의 효과가 인정받는 시대에 들어섰다는 사실을 피부로 체감하고 있습니다.

당질 과다기 위험한 이유

당뇨병에 대한 당질제한식의 효과가 인정받는 시대에 들어섰습니다. 즉 이제는 당질 과다의 진정한 위험성을 말할 때입니다. 당질제한식에 대한 선입관이나 편견이 적어진 지금이야말로 이 식이요법에 내재된 더 폭넓은 가능성을 설파해야 할 때입니다.

저는 이런 결론을 내렸습니다. 지금껏 10년이 넘는 세월 동안 당질제한식을 소개해온 경험에 비추어 볼 때 오늘날 대부분의 병은 당질을 지나치게 섭취하는 식습관에서 비롯된다는 것입니다.

당질이 지나치게 많은 식사, 당질을 주성분으로 한 간식이나 청량음료를 하루에도 몇 번씩 먹고 마시는 생활이 현대인에게 굳어졌습니다. 이러한 식생활은 당뇨병 환자뿐 아니라 모든 사람의 몸에 부담을 줍니다.

혈당치는 당질을 섭취했을 때만 급상승합니다. 그러면 혈당을 낮추는 유일한 호르몬인 인슐린이 과다 분비됩니다. 건강한 사람의 몸속에서도 이러한 현상은 어느 정도 발생하지만, 당뇨병을 앓는 사람들만큼 극단적이지는 않습니다.

오늘날의 식습관은 건강한 사람도 그냥 넘겨서는 안 될 정도로 날마다 고혈당과 고인슐린 현상을 일으킵니다.

- 높은 혈당치와 높은 인슐린 농도는 발암의 위험을 높인다.
- 높은 혈당치와 높은 인슐린 농도는 혈관을 손상시켜 동맥경화의 위험이 된다.
- 높은 인슐린 농도는 체내 대사에 급격한 변화를 일으킨다.

그리고 이러한 현상들은 갖가지 생활습관병을 일으킵니다.

당질을 지나치게 많이 섭취하던 일상생활을 되돌아보고 생활습관병을 줄여야 합니다. 당질제한식은 당뇨병뿐 아니라 현대인을 해치는 다양한 생활습관병에도 효과가 있습니다.

오랜 기간 당질제한식을 소개하고 연구를 거듭하면서 이와 같은 확신을 가졌습니다.

당질을 무분별하게 섭취하던 시대는 끝났습니다. 당질 과다를 피하고 당질에 제대로 접근하여 생활습관병 없는 사회로 변화해야 합니다. 당질제한식이 현대 사회를 구원할 것입니다. 저는 그렇게 믿습니다.

이 책을 통해 가능한 한 많은 사람이 당질 과다의 위험성을 깨닫고 식습관 개선을 결심하기를 진심으로 기원합니다.

차례

프롤로그 오래 살고 싶다면 당장 당질부터 줄이세요! … 4

chapter 1 | 4대 사망 원인 ① 암

- NOTICE 1 암세포는 고혈당과 고인슐린을 좋아한다 … 25
- NOTICE 2 암 치료의 열쇠는 케톤체 … 33
- NOTICE 3 당질 과다에서 벗어나면 암에 맞설 수 있다 … 41
- NOTICE 4 덤핑 증후군은 당질 때문에 일어난다 … 44

chapter 2 | 4대 사망 원인 ② 심근경색, 뇌졸중, 폐렴

- NOTICE 5 고혈당과 비만, 심근경색으로 이어진다 … 49
- NOTICE 6 동맥경화에는 지방질보다 당질 과다가 더 나쁘다 … 55
- NOTICE 7 당질을 줄이면 뇌졸중이나 폐렴에도 이롭다 … 60

새로운 5대 질병, 정신질환

NOTICE 8   당질을 과다 섭취하면 마음도 불안해진다   ··· 67
NOTICE 9   혈당치의 급격한 변동은 정신을 어지럽힌다   ··· 73
NOTICE 10   당질 제한은 정신질환을 완화시키지만
만능은 아니다   ··· 79

5대 질병의 핵심, 당뇨병

NOTICE 11   당뇨병 환자는 당장 당질제한식을 시작해야 한다 ··· 87
NOTICE 12   비만에서 벗어나고 싶으면 지방이 아니라 당질을
줄여라   ··· 95
NOTICE 13   당질제한식은 당뇨병의 모든 단계에 효과가 있다 ··· 101

지나친 당질은 모든 사람에게 위험하다

NOTICE 14   온몸의 혈액순환을 방해하는 당질 과다 섭취   ··· 107
NOTICE 15   '고혈당의 기억'과 '미니 스파이크'는 건강한
사람에게도 일어난다   ··· 111
NOTICE 16   과다 분비된 인슐린은 '노화 호르몬'   ··· 117

주변에 널리 퍼진 당질 과다증

- NOTICE 17 편두통과 역류성 식도염은 당질 과다증 ··· 125
- NOTICE 18 알레르기도 악화시킨다 ··· 128
- NOTICE 19 당질을 과다 섭취하면 알츠하이머병의 위험이 커진다 ··· 131
- NOTICE 20 신진대사의 급격한 변동이 불임, 난산, 거대아 출산을 초래한다 ··· 134
- NOTICE 21 당질을 과다 섭취하는 사람은 감염증에 약하다 ··· 141
- NOTICE 22 당질은 치아 병원균의 먹이 ··· 143
- NOTICE 23 당질 과다 섭취는 내장에 부담을 준다 ··· 146
- NOTICE 24 요통, 무릎 통증, 빈뇨 등의 고령자 질환도 관계 있다 ··· 152

다이어트와 미용에도 효과가 있다

- NOTICE 25 당질 섭취를 줄이면 살은 저절로 빠진다 ··· 159
- NOTICE 26 건강한 모발, 긴 속눈썹, 매끄러운 피부를 되찾는다 ··· 164
- NOTICE 27 마음도 얼굴도 온화해진다 ··· 167
- NOTICE 28 식사에 필수영양소가 아니다 ··· 173

 **당질 과다 문화를 바꿔야 산다**

NOTICE 29 **건강한 삶을 위해서는 '맞춤형 다이어트'가 필요하다** ··· 181
NOTICE 30 **자신의 본능과 타협하며 당질을 줄여야 산다** ··· 187
NOTICE 31 **당질제한식은 경제 부활의 기폭제** ··· 192

부록 ① 당질제한식 실천법 ··· 203
부록 ② 식품별 당질의 양과 ○△× 리스트 ··· 209
부록 ③ 먹어도 되는 식품과 피해야 하는 식품 ··· 225

에필로그 당질제한식을 통해 건강해집시다! ··· 226
옮긴이의 글 탄수화물의 독에서 구제해주는 책 ··· 228

CAUTIONS!

당질제한식을 실시할 때 주의사항

당질제한식은 개시 직후부터 효과가 나타나므로 경구 혈당 강하제를 복용하거나 인슐린을 주사 투약하는 분은 저혈당 발작을 일으킬 위험이 있습니다. 이에 해당하는 분은 반드시 의사와 상담한 후 실시하십시오. 가급적 입원해서 당질제한식을 진행하기를 권합니다.

▶ 간경변 환자는 권장 대상자가 아닙니다.
▶ 활동성 췌장염 환자는 권장 대상자가 아닙니다.
▶ 긴사슬지방산 대사 이상 질환자는 권장 대상자가 아닙니다.
▶ 신장장애 환자는 신사구체 여과율 추산치eGFR가 분당 60㎖ 이상일 경우 권장 대상자입니다. 그 미만일 경우는 의사와 충분히 개별 상담을 한 후 결정하십시오.

이 책을 통해 가능한 한 많은 사람이
당질 과다의 위험성을 깨닫고
식습관 개선을 결심하기를
진심으로 기원합니다!

Chapter 1

4대 사망 원인
① 암

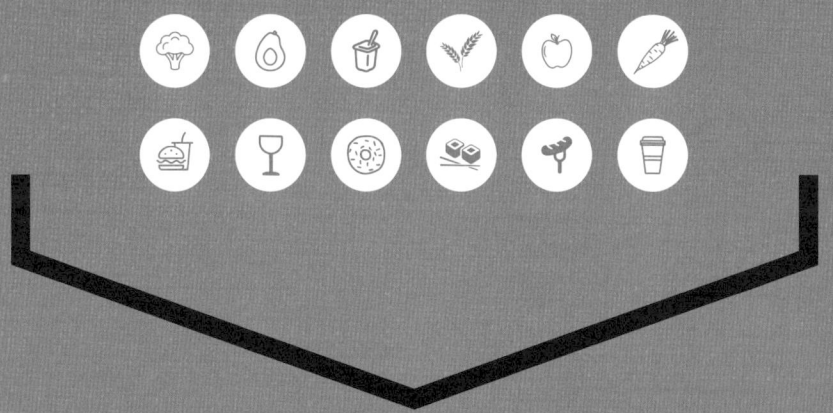

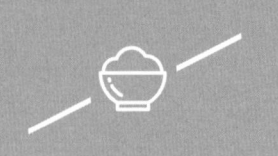

NOTICE 1

암세포는 고혈당과 고인슐린을 좋아한다

▍암을 유발하는 당질 과다

당질제한식의 효과 중에서 가장 먼저 암에 대한 부분을 소개하고자 합니다. 암은 한국뿐 아니라 일본에서도 사망 원인 1위입니다. 다른 선진국에서도 증가하는 병이라서 암은 두려운 존재입니다.

선진국에서는 오랜 기간에 걸쳐 암 연구를 계속해 왔습니다. 이에 따라 조금씩 암의 정체가 밝혀지고 치료법과 예방법에 대한 성과도 보고되고 있습니다.

뉴욕의 메모리얼 슬로언 케터링 암센터Memorial Sloan Kettering Cancer Center는 미국에서 손꼽히는 암 전문병원입니다. 그곳의 센터장 겸 CEO인 크레이그 톰슨Craig Thompson 박사는 한 강연에서 다음과 같이 말했습니다.

"지방질은 많이 먹어도 암에 걸릴 위험은 크지 않습니다. 중요한 사실은 당질을 많이 먹으면 암에 걸릴 가능성이 현저히 높아진다는 점입니다. 단백질로 암이 생길 위험은 지방질과 당질의 중간 정도입니다."

암과 당질 제한에 관련된 연구 성과도 계속해서 나오고 있으며 효과를 입증하는 논문이 다수 발표되었습니다. 그중에서도 특히 당질 제한이 생활습관병형 암을 예방하는 데 효과가 있다는 사실을 보여주는 논문이 주목받고 있습니다.

2007년 국제기구인 세계암연구기금은 생활습관병형 암에 대해 이렇게 보고했습니다.

"간암, 췌장암, 식도암, 자궁암, 담낭암, 대장암, 유방암의 일곱 가지 암은 비만과 관련이 있다."

비만은 생활습관에서 기인하므로 이들 일곱 가지 암은 생활습관병형이라고 불립니다. 선진국에서 급증하는 암이 이 유형에 속합니다.

이러한 생활습관병형 암의 원인으로 의심할 만한 요인이 고혈당과 고인슐린입니다. 고인슐린혈증과 고혈당은 비만인 사람에게 쉽게 발생하는데 이 두 가지 모두 발암 위험 요인이라는 사실이 신뢰할 만한 연구를 통해 밝혀졌습니다.

당질제한식은 생활습관병형 암 예방에 효과를 보일 가능성이 굉장히 높습니다. 비만, 고인슐린혈증, 고혈당과 같이 생활습관병형 암의 유발 요인으로 지목할 만한 모든 질환을 당질제한식으로 예방할 수 있기 때문입니다. 비만, 고인슐린혈증, 고혈당은 모두 당질 과다 식생활에서 비롯됩니다.

당질 과다야말로 생활습관병형 암의 원인임을 명심하기 바랍니다.

▎당질 과다의 암 유발을 뒷받침하는 연구

비만, 고인슐린혈증, 고혈당이 생활습관병형 암과 관련이 있다는 연구 결과는 많습니다.

고인슐린혈증에 대해 캐나다의 사만다 박사는 2005년 미국당뇨병학회에서 체내 인슐린 농도가 높으면 암의 진행 속도나 사망률이 높아진다고 보고했습니다. 2007년에 일본의 후생노동성 연구팀 또한 인슐린 수치가 높은 남성이 그렇지 않은 남성보다 대장암 발병 확률이 최대 3배나 높다는 연구 결과를 발표했습니다.

고혈당에 대해서도 국제당뇨병연합은 2007년과 2011년에 "식후 고혈당이 암을 유발한다."라는 결론을 내렸습니다. 또한 여러 권위 있는 전문지에서 발표한 신뢰할 만한 역학조사들이 그러한 결론을 뒷받침합니다.

비만에 관해서도 앞서 언급한 2007년 세계암연구기금이 보고서를 통해 다음과 같은 결론을 발표한 바 있습니다.

"비만이 식도암, 췌장암, 대장암, 유방암, 자궁체부암, 신장암 위험을 높인다. 담낭암의 위험성도 높다."

이처럼 고인슐린혈증, 고혈당, 비만은 모두 생활습관병형 암의 요인으로 여겨집니다. 당질제한식은 이 세 가지 질환을 해소하는 데 효과가 있으므로 이론적으로 암을 예방할 가능성이 높습니다.

당질제한식이 인간의 생활습관병형 암을 예방한다는 논문은 아직 발표되지 않았지만 현재 여러 방향에서 다양하게 연구를 진행하고 있습니다.

예를 들어 동물실험에서는 이미 당질제한식 케톤 식이요법 ketogenic diet이 암 예방에 효과가 있다는 연구 결과가 발표되었습니다. 사람을 대상으로 한 실험에서도 2010년에 미국 터프츠 대학 Tufts University 분자심장병학연구소의 리처드 카라스 Richard H. Karas 이사 등이 "에이치디엘HDL 콜레스테롤[7] 수치가 높은 사람은 암에 걸릴 위험이 매우 낮다."라는 연구 결과를 《미국심장학회지 Journal of the American College of Cardiology》에 발표한 바 있습니다.

HDL 콜레스테롤은 흔히 말하는 '좋은 콜레스테롤'입니다. 당

---

[7] 에이치디엘(HDL) 콜레스테롤: 고밀도 지질단백질 콜레스테롤. 지방을 동맥 혈관벽에서 떼어내어 동맥경화 위험을 줄여준다는 의미에서 좋은 콜레스테롤이라 불린다.

질제한식을 하면 HDL 콜레스테롤 수치가 상승하므로 간접적으로나마 암의 위험성을 낮출 수 있다는 분석입니다. 이처럼 비만, 고인슐린혈증, 고혈당이 발암 위험성을 높인다는 과학적인 증거는 많습니다.

아울러 이 세 가지 문제를 해소하는 당질제한식이 암 예방에 효과가 있다는 사실도 과학적 연구를 통해 점차 증명되고 있습니다.

생활습관병이 무서운 이유

당질제한식의 암 예방 효과를 알기 쉽게 증명한 연구가 여기 있습니다. 영국의 권위 있는 의학 전문지 《랜싯Lancet》에 게재된 〈이누이트족[8]과 암〉이라는 논문입니다.

이누이트족은 예로부터 북극해 연안에서 수렵 및 어로로 대부분의 식재료를 얻는 민족입니다. 그런 연유로 20세기 초까지 고기와 생선을 익히지 않고 먹는 식생활을 유지해 왔으며 곡물 등의 당질은 섭취하지 않았습니다. 말하자면 극도의 당질제한식을 오랫동안 실행한 셈입니다. 오늘날에 비해 당시 이누이트족의 암

---

8 이누이트족: 알래스카 주, 그린란드, 캐나다 북부와 시베리아 극동에 사는 원주민이다. 에스키모로도 잘 알려졌으나 이누이트족은 이 이름을 명칭이라 여겨 거부한다.

발병률은 현저히 낮았습니다.

　1910년대부터 이누이트족은 서양과 활발한 교류를 시작했습니다. 이때 서양인과 함께 유입된 엡스타인바 바이러스[9] 감염으로 암 발생률이 증가했으나 그 무렵까지만 해도 당질을 제한하는 전통 식생활을 고수하고 있었기에 생활습관병형 암은 많지 않았습니다.

　유럽이나 미국과 교류가 활발해질수록 식생활도 변했습니다. 밀가루를 먹기 시작하면서 일종의 무발효 빵인 배넉bannock이 일상적인 음식으로 정착했습니다. 그 후 1950년대부터는 생활습관병형 암이 증가했습니다.

　요컨대 이누이트족이 당질을 제한하는 전통식을 먹던 시기에는 적었던 생활습관병형 암이 당질을 일상적으로 섭취하기 시작하면서부터 증가한 것입니다. 반대로 말하면 당질을 제한하면 생활습관병형 암을 예방할 수 있습니다.

9　엡스타인바 바이러스(Epstein-Barr virus): 헤르페스바이러스과에 속하는 DNA 바이러스. 1964년에 엡스타인(M.A. Epstein)과 바(Y.M. Barr)가 아프리카 버킷림프종의 배양세포에서 최초로 발견하였다. 기침이나 신체 접촉으로 전파되며 사람 사이에서는 침을 통해서 감염된다. 2~6주간의 잠복 후 발열, 인두통, 림프절종장, 경도의 간 종대와 뚜렷한 비종이 나타나지만 생체방어기구에 의해 약 1개월이 경과하면 자연 치유된다. 단 방어기구가 불충분한 경우는 지연되거나 악성화하기도 한다.

▎암을 예방하는 당질제한식

당질 제한으로 인간의 암 발생을 예방할 수 있는 사실을 과학적으로 입증한 논문은 아직 없지만 암의 특징으로 알려진 생리학적 사실에서 몇 가지 가설을 도출할 수 있습니다.

먼저 고혈당이 암을 유발하는 이유는 활성산소 때문입니다. 혈당치가 높으면 체내에서 활성산소가 발생해 갖가지 나쁜 영향을 미치고, 이로 말미암아 세포의 DNA가 손상된다는 논리입니다.

노티스 3에서 자세히 서술하겠지만 암세포는 유전자인 DNA가 복제 오류를 일으켜 발생합니다. 활성산소는 DNA를 손상시켜 오류를 일으킵니다.

또한 고혈당 자체도 DNA를 손상시켜 암을 일으킬 가능성이 있습니다. 인슐린이라는 호르몬은 원래 동물의 조직을 성장시키는 역할을 합니다. 따라서 각종 암세포도 증식시키지 않을까 하는 학설도 제기되고 있습니다. 비만 역시 고인슐린과 고혈당을 초래하기 쉬우므로 발암 위험을 높이는 요인으로 추정됩니다.

당질제한식의 암 예방 효과는 아직 연구 단계입니다. 더욱 명확하고 과학적인 증명 결과가 나오기까지는 좀 더 기다려야 하지만 고인슐린혈증, 고혈당, 비만의 세 가지 발암 위험 요소를 해소하는 효과가 이미 과학적으로나 이론적으로는 입증되었습니다.

▍ 당질제한식의 암 치료 효과

당질제한식이 암 예방과 치료에 효과가 있다는 연구가 늘고 있습니다. 현재 여러 연구기관에서 당질제한식 또는 동일한 의미인 식이요법(케톤 식이요법)으로 암을 치료하는 연구가 활발히 진행 중입니다.

당질 제한이 암 치료에 효과적인 이유는 무엇일까요? 그중 하나는 바로 암세포의 특성에 있습니다.

암세포는 포도당만을 에너지원으로 사용합니다. 인체 대부분의 세포는 생존을 위해 포도당 외에도 지방산 또는 지방산에서 만들어진 케톤체ketone body라는 물질을 에너지원으로 삼습니다.

뇌세포가 포도당만을 에너지원으로 사용한다고 오해하는 사람들이 많지만 사실 뇌세포는 지방에서 생겨난 케톤체도 사용합니다. 그런 점에서 포도당만을 사용하는 암세포는 매우 희한한 존재입니다.

당질제한식을 하면 일반적인 식사 때보다 혈액 속 포도당의 양이 줄어듭니다. 암세포의 '식량'을 차단하는 셈이니 암의 증식이 억제되겠지요.

당질제한식은 인슐린을 많이 생성하지 않으므로 인체의 대사가 안정적으로 유지됩니다. 덕분에 면역체계와 같은 자연 치유력도 높아져 암 치료에도 효과가 있을 것입니다.

NOTICE 2

암 치료의
열쇠는 케톤체

▎케톤체를 이용한 암 치료법 연구

당질제한식은 암의 예방뿐 아니라 치료에도 효과를 기대할 수 있습니다. 이 치료의 관건은 케톤체라는 물질입니다. 당질을 일정 수준 이상으로 제한하면 체내에서 케톤체 농도가 증가합니다.

최근 해외 의학계는 케톤체를 암 치료에 활용하는 연구에 주목하고 있습니다.

동물의 암세포가 담긴 배양 접시에 케톤체를 투입한 결과, 암세포가 줄어드는 현상을 발견했습니다. 동물실험 단계지만 케톤체에 암세포의 증식억제 효과가 있다는 사실을 확인했습니다.

저 또한 당질제한식을 처방한 환자를 통해 암 치료 효과를 경험한 바 있습니다. 당뇨병과 암을 앓고 있는 환자였는데 당질제한식을 시작하자 암 수치가 떨어졌습니다.

다카오병원이 권장하는 슈퍼 당질제한식(부록① 참조)을 하자 케톤체 수치가 높아졌습니다. 암 수치가 떨어진 것은 당질제한식 효과였음을 확인하실 수 있을 것입니다.

그 밖에도 미국의 한 텔레비전 방송 프로그램은 온몸으로 전이된 암을 케톤 식이요법으로 극복한 사례를 방영하기도 했습니다. 케톤체의 암 치료 가능성을 보여주는 사례들입니다.

아쉽게도 지금으로서는 케톤체의 암 억제 메커니즘을 규명하기는 어렵습니다. 케톤 식이요법이나 당질제한식으로 당질을 줄이고 케톤체를 늘리면 발암 요인으로 알려진 인슐린이 많이 생성되지 않아 암을 억제할 것이라고 추측할 뿐입니다.

아직 가설 단계이기는 하지만 어떤 학자는 다음과 같이 설명합니다.

"암 말기에는 인슐린이 비정상적으로 많이 분비될 가능성이 있다. 암세포 자체에 인슐린 분비를 촉진하는 메커니즘이 있어서 자신의 에너지원인 혈당을 얻기 쉽게 만든다."

실제로 오사카대학 의과대학원 한방의학 기부 강좌[10]는 2013년 4월 1일부터 폐암과 케톤 식이요법의 상관관계를 연구 중이

---

10 기부 강좌: 대학 및 연구기관의 외부 조직이 교육·연구 진흥을 위해 기부된 자금과 인력을 활용하여 연구와 교육을 하는 활동을 말한다.

며, 이 연구에서 비정상적인 인슐린 분비 사례가 여러 건 확인되었습니다. 다카오병원도 이 연구에 협력하고 있습니다.

현재 미국에서는 아이오와 대학과 미국국립보건원National Institutes of Health, NIH이 협력하여 폐암과 췌장암에 대한 케톤 식이요법의 효과를 확인하는 임상 연구를 진행하고 있습니다.

케톤 식이요법은 본래 난치성 간질을 앓는 어린이를 위한 치료식이었습니다. 지방질 비율이 매우 높은 대신 당질은 극도로 적습니다. 지방질 비율은 70~80%, 당질은 5% 이하입니다. 말하자면 당질제한식을 극대화한 것입니다. 이를 실행하면 체내에 케톤체가 크게 증가합니다.

'케톤 식이요법', 즉 '당질제한 고지방식'에 암의 증식을 억제하는 효과가 있음을 1995년에 처음 발견했습니다. 당시 난치성 간질을 치료하고자 미국인 여자아이 두 명에게 케톤 식이요법을 실시하고 있었습니다.

두 아이는 간질과 악성 성상세포종[11]을 함께 앓고 있었습니다. 아이들에게 '당질제한 고지방식(케톤 식이요법)'을 꾸준히 실시한 결과 간질 증상이 개선되었습니다. 그뿐 아니라 악성 성상세포종의 조직도 더 이상 퍼지지 않았으며 차츰 축소되었습니다.

이때부터 케톤 식이요법을 이용한 암 치료 가능성이 주목받기

---

11 성상세포종: 뇌의 성상세포에 생기는 종양. 변형이 가장 많이 일어나는 뇌종양이며 척수나 뇌에 발생한다.

시작했습니다. 2011년 8월에 아이오와 대학과 미국국립보건원이 공동으로 폐암과 췌장암의 임상시험을 시작하였습니다. 이 연구는 현재도 진행되고 있습니다.

▌인간의 주요 에너지, 케톤체

케톤체는 일상생활에서 쉽게 접하는 용어가 아니므로 자세한 설명을 덧붙이고자 합니다. 케톤체는 쉽게 말해 지방질에서 생겨난 물질입니다. 그리고 인체의 에너지원으로 매일 사용됩니다. 지방 분해물질이 간에서 대사되면 케톤체라는 작은 입자가 만들어지는데 이것을 세포가 에너지원으로 사용하는 것입니다.

흔히 우리는 단 음식을 섭취하면 몸속에서 에너지가 만들어져서 힘이 난다고 말합니다. 우리 몸이 당질을 분해하여 포도당을 만들어내고 이것이 체내에 흡수되어 에너지원으로 쓰인다는 사실을 모르는 사람은 거의 없을 것입니다.

그러나 인체의 구조를 과학적으로 규명해보면 인체 활동을 뒷받침하는 주요 에너지원은 당질이 아닌 지방질입니다. 당질은 어디까지나 보조 역할입니다.

"인체는 당질이 아니라 지방질에서 나온 물질을 주요 에너지원으로 삼아 살아간다."

이는 논란의 여지가 없는 과학적 사실입니다. 인간의 세포는 지방질을 분해하여 만든 케톤체라는 작은 알갱이를 일상의 에너지원으로 삼는데, 이는 아주 흔하지만 굉장히 중요한 물질입니다.

유감스럽게도 이 케톤체가 인체의 주요 에너지원임을 아는 사람은 많지 않습니다. 의사들조차도 잘 몰라서 케톤체가 당뇨병을 악화시켜 위독하게 만드는 '당뇨병성 케토산증[12]'의 원인물질에 지나지 않는다고 착각하기도 합니다.

그런 탓에 증상도 정확하게 확인하지 않고 혈중 케톤체 수치가 조금이라도 상승하면 위험하다고 단정 짓는 의사도 있습니다.

하지만 케톤체는 사람의 몸에 지극히 정상적인 물질입니다. 케톤체의 농도가 현행 기준치보다 높아지더라도 인슐린이 제대로 작용하고 대사가 정상적으로 이루어진다면 케토산증을 일으키지 않습니다. 물론 건강에도 문제가 없습니다.

최근 태어난 신생아의 체내 케톤체 농도가 매우 높다고 합니다. 2014년 1월 12일 제17회 일본 병 상태 영양학회 연차 학술집회에서 발표한 무네타 데쓰오 씨의 연구에 의하면 태아에게 영양을 공급하는 태반에는 케톤체의 일종인 베타히드록시부티르산 β-hydroxybutyric acid의 농도가 58개의 검체에서 평균 1,730μM 마이

---

12 케토산증: 강산인 케톤체가 혈중에 축적되어 산증을 나타내는 상태. 당뇨병성 케토산증은 당뇨병성 혼수를 일으키거나 죽음에 이르게 하기도 한다.

크로몰라¹³였습니다. 현재 성인 기준치인 76μM 이하보다 20~30배 높은 수치입니다.

또한 생후 4개월 된 신생아 312명과 생후 한 달 된 신생아 40명의 베타히드록시부티르산 수치도 성인 기준치의 3~4배였습니다.

태아와 신생아 모두 케톤체를 에너지원으로 삼아 성장한다는 것을 보여줍니다. 당질제한식의 효과를 부정하는 사람은 흔히 "케톤체 수치가 높아져서 위험하다."라고 주장하지만 이는 무지에서 비롯한 완벽한 오해입니다.

케톤체는 인체의 주요 에너지원이며 자연스러운 물질입니다.

▍암에 걸린다면 케톤 식이요법을 활용할 것

암에 대한 케톤체의 효과는 아직 미지수지만 매우 희망적입니다. 저도 기대를 걸고 있는 사람 중 하나입니다.

만일 가까운 미래에 암에 걸린다면 저는 케톤 식이요법을 시작할 생각입니다. 저는 이미 당질제한식을 10년 이상 계속해 왔습니다. 그 기간 동안 암세포의 발생과 증식이 억제되었지만 암에

---

13 마이크로몰라(μM): 1몰라(M= mol/ℓ)는 용액 1리터에 녹은 용질의 양을 몰(mol: 물질 입자의 수를 나타내는 단위. 1mol ≒ 6.022×1023)로 나타낸 몰 농도의 기준 단위이다. 1마이크로몰라는 1몰라의 1000분의 1에 해당한다.

걸릴 가능성은 여전히 존재합니다.

전산화단층촬영CT과 자기공명영상MRI과 같은 화상으로 암세포를 확인하려면 그 크기가 5㎜ 정도는 되어야 하는데, 그 정도로 자라려면 적어도 10년에서 20년이 걸리기 때문입니다.

예를 들어 암 진단 시 5㎜ 정도의 폐암이 발견되었다 하더라도 의학적으로는 조기 발견이라고 말하지 않습니다. 실제로는 암이 발생한 지 10년 이상의 시간이 경과했으니까요. 최신 양전자 단층촬영PET 검사로 아주 작은 크기의 5㎜ 정도의 암 덩어리를 발견했다고 해도 조기발견이 아닙니다. 전이가 이루어지기에 충분한 시간입니다.

2014년은 제가 당질제한식을 시작한 지 12년째 되는 해입니다. 그동안은 암세포의 발생과 증식을 상당히 예방했다고 자부합니다.

당질제한식을 시작하기 전에 암세포가 발생했다면 당질제한식을 시작한 시점까지 어느 정도 암이 증식했을지도 모릅니다. 즉 제 몸의 어느 장기에서 크기가 5㎜인 암이 발견된다면 이미 다른 곳으로 전이되었을 가능성이 있습니다.

다카오병원이 권장하는 당질제한식은 암 예방에 효과적입니다. 하지만 치료는 이야기가 다릅니다. 암에 걸리면 당질제한식보다 케톤 식이요법이 더욱 효과가 높다고 생각합니다.

아직 연구 단계이지만 동물실험에서는 케톤 식이요법의 암세포 증식 억제 효과가 확인되었습니다. 이미 사람을 대상으로 한 임상연구단계에 접어든 만큼 케톤 식이요법의 효과를 믿어보는 것도 나쁘지 않을 듯합니다.

  앞서 서술한 바와 같이 체내의 케톤체를 증가시키는 케톤 식이요법은 지방질이 70~80%, 당질이 5% 이하입니다. 당질제한식의 경우 지방질은 50~60%이므로 한층 강화된 식이요법입니다.

NOTICE 3

당질 과다에서 벗어나면
암에 맞설 수 있다

▌암의 두 가지 종류

암에는 감염증형과 노티스 1에서 언급했던 생활습관병형의 두 가지 유형이 있습니다. 감염증형 암에는 위암, 간암, 자궁경부암 등이 있습니다. 이들은 감염증이 원인이 되어 발생하는 암입니다.

암세포는 정상 세포가 증식하는 과정에서 유전자, 즉 DNA의 복제에 실패할 때 생겨납니다. 세균이나 바이러스에 감염되면 염증이 생기며 세포 손상이 빈번하게 일어납니다. 이 손상을 회복하려면 세포가 증식해야 하는데 이때 DNA의 복제에 문제가 발생해 그 DNA가 세포 내에 축적되면서 암세포가 생겨납니다.

염증으로 세포 손상이 빈번하게 일어나면 세포는 그만큼 많이 증식해야 합니다. DNA 복제를 자주 반복하다 보면 문제가 발생할 가능성이 커지고 암세포 발생 위험도 증가합니다.

위암의 주요 원인은 위 안에 헬리코박터 파일로리helicobacter pylori라는 특수한 세균이 증식하기 때문이라고 알려져 있습니다.

마찬가지로 간암은 B형 간염 바이러스 및 C형 간염 바이러스 감염으로 일어날 확률이 큽니다. 자궁경부암은 인유두종 바이러스human papillomavirus, HPV 감염이 주된 원인입니다.

요컨대 세균이나 바이러스 감염으로 만성 염증이 생기고 세포의 손상 및 재생을 반복하는 횟수가 늘어나면서 세포 내 유전자 이상이 축적되어 감염증형 암이 발생합니다.

▎급증하는 생활습관병형 암

또 다른 유형으로 생활습관병형 암이 있습니다. 앞서도 말했다시피 세계암연구기금에 의하면 간암, 췌장암, 식도암, 자궁암, 담낭암, 대장암, 유방암의 일곱 가지 암은 비만과 관련이 있습니다. 비만은 생활습관에 기인하므로 이들 암은 생활습관병형 암으로 불립니다.

생활습관병형 암을 유발하는 원인으로 지목받는 것이 고혈당과 고인슐린입니다. 이 두 가지 증상에 발암 위험이 있다는 사실은 신뢰할 만한 연구를 통해 입증되었습니다.

당질제한식으로는 감염증형 암의 예방 효과를 크게 기대하기 어렵습니다. 세균이나 바이러스의 지속적인 감염을 식이요법만으로 완전히 치료하지 못합니다.

현대 사회에서는 감염증형 암은 감소하고 생활습관병형 암이 증가하는 추세입니다. 이 유형의 암은 당질 과다가 그 원인으로 의심됩니다. 그렇기에 당질 제한을 통해 예방할 필요가 있습니다.

한국인과 일본인의 사망 원인 1위인 암에 당질제한식은 효과가 있습니다.

- **생활습관병형 암에는 당질제한식이 예방 효과를 보일 가능성이 크다.**
- **혈중 케톤체 수치를 높이는 식사는 생활습관병형 암의 예방뿐 아니라 모든 종류의 암에 대해서도 큰 치료 효과를 기대할 수 있다.**

지금까지 설명한 내용입니다. 최신 의학연구는 생활습관병형 암에 대한 당질제한식의 예방 효과를 인정하고 사실 관계를 규명하고자 노력하고 있습니다. 케톤체의 암 치료 효과에 관해서는 감염증형과 생활습관병형 두 유형 모두에 가능성이 열려 있습니다. 부디 많은 사람이 당질 과다 식생활을 개선하여 암이라는 무서운 병마에 걸리지 말고 맞서기 바랍니다.

NOTICE 4

덤핑 증후군은
당질 때문에 일어난다

■ **위암 수술 후 덤핑 증후군은 당질제한식으로 예방 가능**

지금까지 암에 대한 당질제한식의 여러 이점을 소개했습니다. 당질제한식의 또 다른 이점은 덤핑 증후군dumping syndrome 예방 효과입니다.

덤핑 증후군은 위암으로 위 절제 수술을 받은 사람에게 자주 일어납니다. 증상으로는 식은땀, 울렁증, 어지러움, 안면 홍조, 전신 권태감, 전신 무력감, 두통, 초조감 등입니다.

저는 덤핑 증후군의 본질은 기능성 저혈당증과 같다고 봅니다. 위를 절제하고 나면 섭취한 음식물이 소장에 곧장 도달합니다. 위 속에 음식물을 잠시 모아 두던 시간도 사라집니다.

이런 사람이 당질을 섭취하면 음식물이 소장에 곧바로 다다라 혈당치가 급격히 상승합니다. 많은 양의 인슐린이 분비되어 이번에는 혈당치가 급격하게 떨어집니다.

혈당치가 급격하게 오르내리는 생활을 계속하면 사람의 몸은 혈당치가 높아지기 쉬운 체질로 변합니다. 이는 기능성 저혈당증 환자의 체내 상황과 정확히 일치합니다. 증상도 대체로 동일합니다.

덤핑 증후군의 본질을 기능성 저혈당증으로 보는 이유입니다. 제3장 노티스 10에서 자세히 설명하겠지만 기능성 저혈당증에는 당질제한식이 매우 효과적입니다. 식사 후 혈당치 변동을 억제하여 심리적 안정에도 도움을 줍니다. 다른 정신질환을 함께 앓지 않는 한, 기능성 저혈당증은 거의 100% 개선되리라고 봅니다.

Chapter 2

4대 사망 원인
② 심근경색, 뇌졸중, 폐렴

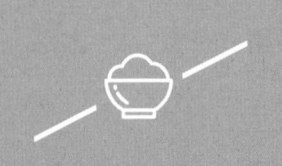

NOTICE 5

고혈당과 비만,
심근경색으로 이어진다

▎심장질환의 위험을 줄이는 방법

암에 이어 일본인의 4대 사망 원인으로 심근경색, 뇌졸중, 폐렴이 있습니다. 이들 질병에도 당질제한식이 효과가 있습니다.

일본 후생노동성이 4대 사망 원인 중 암 다음으로 꼽는 것은 심장질환입니다. 심장질환으로 사망하는 사례 중에는 심근경색이 많습니다. 부정맥으로 사망하는 경우도 심근경색으로 인한 부정맥이 많으므로 주된 사인은 심근경색이라고 보아도 무방합니다.

심근경색은 동맥경화 때문에 일어나는데 동맥경화의 요인 중 가장 흔한 것이 당뇨병입니다. 그 다음이 고혈압이고, 비만, 흡연, 이상지질혈증이 그 뒤를 잇습니다.

심근경색으로 이어지는 동맥경화의 위험 요인은 흡연을 제외하고는 모두 당질제한식으로 해소 가능합니다.

먼저 당질제한식이 원래 당뇨병 치료용으로 고안된 식이요법이니만큼 당뇨병에 큰 효과를 보이는 것은 당연합니다. 이미 당뇨병을 앓는 환자라면 혈당치가 빠르게 개선됩니다. 당질제한식을 시작하자마자 식후 고혈당이 사라지고, 공복 시 혈당치와 당화혈색소[14] 수치도 대부분 몇 달 안에 정상치로 돌아옵니다. 나아가 대사증후군과 같은 당뇨병 전초병도 개선되어 당뇨병을 막아주므로 당질제한식은 당뇨병을 예방하는 효과도 있습니다.

당뇨병이 동맥경화를 일으키는 이유 중 하나는 고혈당입니다. 혈당치가 높으면 산화 스트레스[15]가 증가하고 혈관에 쉽게 상처가 납니다. 혈관에 상처가 나면 이를 복구하기 위해 콜레스테롤이 달라붙고 그 결과 동맥경화가 진행됩니다.

설령 당뇨병에 걸렸을지라도 고혈당 상태를 피하면 동맥경화의 위험에서 벗어날 수 있다는 뜻입니다. 당질제한식을 하면 당뇨병 환자도 혈당치를 정상 수준으로 유지할 수 있어 동맥경화의 위험에서 벗어날 수 있습니다.

---

14 당화혈색소(HbA1c): 적혈구의 혈색소(헤모글로빈)에 포도당이 결합한 당화헤모글로빈을 가리킨다. 혈당치보다 정밀한 당뇨병 진단 지표로서 쓰인다.
15 산화 스트레스: 인체는 산화 반응과 항산화 반응이 균형을 이루어야 정상이다. 산화 반응이 항산화 반응보다 많이 일어나는 상태를 산화 스트레스라 한다.

▍콜레스테롤은 인체에 필수불가결한 요소

다음 동맥경화 위험 요인인 고혈압과 비만은 이상지질혈증[16]과 관련이 있습니다.

중성지방 수치가 높고 HDL 콜레스테롤 수치는 낮으며 엘디엘 LDL 콜레스테롤[17] 수치는 높은 상태를 이상지질혈증이라고 합니다.

당질제한식을 꾸준히 실시하면 이들 지표가 모두 개선됩니다. 중성지방이 빠르게 감소하고 HDL 콜레스테롤은 증가하며 LDL 콜레스테롤도 안전한 수준으로 돌아옵니다.

콜레스테롤을 무턱대고 건강의 적으로 여기는 경향이 있는데 실제로는 세포막과 남성 호르몬, 여성 호르몬 등의 원료로 쓰이며 인체에 필수불가결한 물질입니다.

일반적으로 LDL 콜레스테롤은 나쁜 콜레스테롤, HDL 콜레스테롤은 좋은 콜레스테롤이라고 부르지만 이 또한 정확한 표현은 아닙니다. 정상적인 크기의 LDL은 콜레스테롤을 약 40% 함유하고 있으며 이를 인체 말단 조직으로 운반하는 좋은 역할을 합니다.

---

16 이상지질혈증: 고지혈증, 고콜레스테롤혈증과 같이 혈중 지방 및 콜레스테롤 수치가 비정상인 상태를 통칭하는 병명.
17 엘디엘(LDL) 콜레스테롤: 저밀도 지질단백질 콜레스테롤. 지방을 동맥 혈관벽으로 옮기는 구실을 한다는 의미에서 나쁜 콜레스테롤이라 불린다.

다소 어려울 수 있지만 알아 두면 유익한 콜레스테롤에 관해 설명하겠습니다. HDL은 인체 말단 조직의 세포에서 남은 콜레스테롤을 회수하여 간으로 운반합니다.

요컨대 LDL과 HDL 모두 인체에 필요한 물질이며 우리 몸속에서 이로운 작용을 합니다. 그러므로 오히려 양이 너무 적으면 곤란합니다.

콜레스테롤이 동맥경화의 위험 요인으로 문제시되는 경우는 HDL 콜레스테롤 수치가 낮거나 LDL 콜레스테롤 수치가 높은 사람입니다. 물론 LDL 콜레스테롤이 다 나쁜 것은 아닙니다. 나쁜 콜레스테롤은 소립자 LDL 콜레스테롤(작고 밀도가 높은 LDL)과 산화 LDL 콜레스테롤입니다. 소립자 LDL은 진정한 악의 근원인 산화 LDL로 변화하기 쉽다는 점에서 위험합니다.

산화 LDL은 혈액 속에서 이물질로 인식되어 대식세포 Macrophage라는 면역계 세포에 잡아먹힙니다. 그 결과 혈관내피 세포 내 콜레스테롤이 축적되어 동맥경화가 일어나고 심근경색의 위험이 커집니다.

산화하지 않은 보통 LDL은 이물질이 아니므로 혈관 내피에 장애를 일으키지 않습니다. 중성지방이 많으면서 HDL 콜레스테롤이 적은 사람은 체내에 다량의 소립자 LDL을 보유할 위험이 크기 때문에 주의해야 합니다.

HDL 콜레스테롤이 많으면서 중성지방이 적은 사람은 소립자

LDL 콜레스테롤과 산화 LDL 콜레스테롤이 적어서 안전합니다. 당질제한식을 실천하면 몸의 상태가 이처럼 안전하게 변합니다.

당질제한식을 실시하여 콜레스테롤 수치가 변화하면 당연히 동맥경화 발병 위험도 감소합니다.

이러한 결과들은 제가 다카오병원에 근무하면서 매일 확인하거니와 당질제한식을 실천하는 사람이라면 누구나 몸소 체험하는 사실입니다. 경험에 비추어 보건대 동맥경화에 걸릴 위험을 당질제한식으로 해소할 수 있습니다.

비만은 고혈압을 유발하기도 하는데 그 또한 당질제한식으로 해소할 수 있습니다. 당뇨병은 비만과 깊은 관련이 있습니다. 즉 당뇨병 치료에 있어 비만 개선은 필수입니다. 당질제한식은 당뇨병 치료식이므로 비만 치료에도 최고의 효과가 있습니다.

당질제한식이 비만 치료에 탁월한 효과를 보인다는 사실은 비만·당뇨병 연구 분야에서 세계적으로 유명한 '다이렉트 시험'[18]을 통해 명확히 검증되었습니다. 이는 전 세계 의사들이 가장 신뢰하는 연구 중 하나입니다. 비슷한 결론을 낸 신뢰성 높고 과학적인 논문도 다수 존재합니다.

혈당치가 낮아지고 비만이 개선되며, 지방 수치가 좋아지고 혈

---

[18] 다이렉트 시험: 이스라엘 벤-구리온 대학교 연구진이 2005년부터 2007년까지 비만 환자 322명을 대상으로 세 가지 식이요법의 비만 치료 효과를 시험한 연구이다.

압이 내려갑니다. 이렇듯 당질제한식은 동맥경화를 예방하는 데 좋은 효과를 보입니다.

또한 당질제한식을 하면 온몸의 혈액 순환이 개선되어 체내에 필요한 인슐린의 양이 줄어들고 대사가 전반적으로 원활해집니다. 이처럼 당질제한식은 심혈관계 질환인 심근경색 예방에도 좋습니다.

NOTICE 6

동맥경화에는 지방질보다 당질 과다가 더 나쁘다

▌식품의 지방은 나쁘지 않다

당질제한식은 당질을 줄이는 대신 단백질과 지방질을 늘리는 식사입니다. 지방질이란 쉽게 말해 '기름'입니다. 지금까지 널리 알려진 건강 정보에서는 식품 속 지방질을 만병의 근원으로 지목했습니다.

'기름기가 많은 음식을 먹으면 몸속에 기름이 많아진다'라고 생각하기 쉽습니다. 비만이나 당뇨병과 같은 생활습관병이 늘어나면서 가장 큰 원인으로 지목받은 것이 식품 속 지방질이었습니다. 그중에서도 동물성 지방질을 나쁘게 여겼습니다. 기름이라는 이미지상 그렇게 생각할 법도 합니다.

하지만 근래에 들어 과학적인 연구가 진척되면서 음식의 지방질을 생활습관병과 연관 짓는 발상은 잘못된 것임이 드러났습니다. 대표적인 근거는 2008년 권위 있는 의학 전문지 《미국의학협회 저널Journal of American Medical Association, JAMA》에 실린 논문입니다. 미국인 여성 5만 명을 대상으로 절반은 보통 식사, 절반은 지방을 줄인 식사를 하게 한 다음 그 경과를 8년간 추적한 연구입니다.

그 결과 저지방 식사를 한 집단과 보통 식사를 한 집단 사이에 심혈관 질환에 걸린 환자 수는 차이가 없었습니다. 저지방 식사를 한 집단에서 대장암이나 유방암 발병률이 더 낮지도 않았습니다. 콜레스테롤 수치도 차이가 없었습니다.

또한 동물성 지방이 해롭다는 상식도 틀렸다고 밝혀졌습니다. 2010년에 권위 있는 의학 잡지에 실렸으며 연구 방법에서도 신뢰성을 높게 인정받은 연구 논문이 있습니다. 이 논문은 기존 논문 21편의 데이터를 메타분석[19]이라는 기법으로 연구하여 약 35만 명의 건강 상태를 5년에서 23년에 걸쳐 추적한 결과, 포화 지방산 섭취량과 뇌·심혈관 질환 발생률 사이에는 관련이 없다고 결론지었습니다.

포화 지방산은 동물성 지방에 많이 함유되어 있습니다. 이 연구

---

19 메타분석: 기존 문헌을 정량적으로 분석하여 여러 연구 결과를 종합하는 방법. 일정한 기준을 따라 실증 연구 결과를 수집하고 처리하여 결과치의 평균, 표준편차를 구하고, 이를 근거로 수집한 결과치가 동질적인지 이질적인지를 확인하는 과정으로 이루어진다.

로 동물성 지방이 심근경색에 좋지 않다는 인상은 완전히 잘못되었다는 사실이 증명되었습니다.

2006년 11월 세계에서 가장 권위 있는《뉴잉글랜드 의학 저널 New England Journal of Medicine》에 한 편의 논문이 실렸습니다. 이 논문은 지방질이 적은 식사와 많은 식사를 대조한 결과 관상동맥 질환 발병률에는 차이가 없었으며 오히려 당질 섭취량이 늘어날수록 관상동맥 질환 위험이 중간 정도 이상으로 높아진다고 결론을 내렸습니다.

요컨대 지방을 적게 먹어도 심근경색은 줄지 않고 오히려 당질을 많이 먹으면 위험이 중간 정도 이상으로 늘어납니다.

그 밖에도 저지방식은 총 콜레스테롤 수치에 미치는 영향이 없고 총 콜레스테롤 수치가 낮을수록 사망률이 높다는 등의 이제까지 알려진 상식을 뒤집는 연구 결과가 속속 나오고 있습니다.

최신 의학 연구를 통해 지금까지 이어져 온 '식품 속 기름은 몸에 해롭다'라는 통념이 틀렸다는 사실이 명백히 드러나고 있습니다.

▌당질 과다는 동맥경화를 악화시킨다

현재 세계 의학계에서 동맥경화 위험을 증가시키는 원인이 지방질보다도 당질 과다 섭취라고 생각하는 의사가 늘고 있습니다.

그렇다면 왜 당질을 과다 섭취하면 체내 지방질 이상이 일어날까요?

그 이유는 인슐린 때문입니다. 인슐린은 혈당치를 낮추는 유일한 호르몬입니다. 음식으로 당질을 섭취하면 우리 몸은 그만큼 많은 인슐린을 필요로 합니다. 하지만 그 밖에도 여러 작용을 동반하기 때문에 인슐린이 많이 분비될수록 체내 대사가 불안정해집니다.

특히 인슐린은 혈당을 체지방으로 변환하고 중성지방의 분해를 막는 작용을 합니다. 혈압이나 동맥경화가 악화되는 데도 인슐린이 관여합니다.

이렇듯 비만이나 동맥경화가 쉽게 일어나도록 하는 호르몬이 인슐린입니다. 따라서 당질을 과다 섭취하면 신체 내 지방질과 혈관의 상태가 나빠집니다.

혈당치가 오를수록 필요한 인슐린의 양도 많아집니다. 음식물 섭취로 혈당치가 높아지는 성분은 당질뿐입니다. 지방질이나 단백질은 아무리 많이 섭취해도 혈당치가 올라가지 않습니다.

단백질이나 지방을 섭취했을 때에도 어느 정도 혈당치가 올라간다는 오해가 오랫동안 있었습니다. 하지만 이는 잘못된 통념이었음이 최근의 연구 결과에서 드러났습니다. 현재 유럽과 미국에서는 음식의 영양소 중 혈당치를 높이는 성분은 당질뿐이라는 이론이 공식적으로 인정받고 있습니다.

당질을 섭취하면 반드시 혈당치가 올라가고 그만큼 인슐린도 더 많이 필요합니다. 이는 대사를 혼란시키고 체내 지방질 상태를 악화시킵니다.

반대로 말하면 당질을 적게 섭취할수록 필요한 인슐린의 양도 줄고 대사도 혼란을 일으키지 않습니다. 지방질 상태를 악화시키지 않아 동맥경화도 일어나지 않습니다. 동맥경화는 식품 속 기름이 아니라 당질 과다로 악화됩니다. 최신 의학 연구에서 입증된 사실이니만큼 지금까지 갖고 있던 잘못된 믿음은 버려야 합니다.

NOTICE 7

당질을 줄이면 뇌졸중이나 폐렴에도 이롭다

▍뇌경색과 뇌출혈에도 효과

한국과 일본의 주요 사망 원인 중 하나로 꼽는 뇌혈관질환은 세 가지로 나눌 수 있습니다.

첫 번째는 뇌경색입니다. 뇌경색은 뇌의 혈액순환이 나빠지는 병으로 오늘날 현대 사회에서 급속히 늘어나는 추세입니다. 뇌는 사람의 몸을 제어하는 중요한 기관입니다. 뇌세포로 가는 혈액순환이 정체되거나 아예 혈관이 막히면 치명적입니다.

뇌경색은 혈관과 관련된 병이므로 심근경색과 같은 이유에서 당질제한식은 효과가 있습니다. 당질제한식을 하면 고혈당 증상이 없어지고 뇌혈관 내피가 손상을 입을 위험이 줄어듭니다. 아울러 많은 양의 인슐린이 필요치 않아 체내의 전반적인 대사가 개선되며 지질 상태가 호전합니다. 자연히 혈액순환도 좋아집니다.

이렇듯 뇌혈관이 동맥경화를 일으키는 요인이 전부 개선되어 뇌경색이 발생할 위험은 낮아집니다.

사망에 이르는 뇌혈관질환 중 다른 하나는 뇌출혈입니다. 뇌경색은 뇌의 혈액순환이 멈추어 뇌세포에 영양분이 공급되지 않는 병이고, 뇌출혈은 뇌혈관이 터져 뇌세포가 죽는 병입니다.

지방을 많이 먹어야 뇌출혈 예방에 도움이 된다는 뜻밖의 사실이 최근 밝혀졌습니다.

특히 동물성 지방을 많이 먹을수록 효과가 좋다고 합니다. 여기에는 과학적으로 신뢰할 만한 증거가 있습니다. 일본에서는 1950년대 중반에 지방질 섭취가 큰 폭으로 증가했는데 이 시기에 뇌출혈이 급감했습니다. 일본계 하와이 주민들에 대한 데이터를 보아도 하루에 지방을 40g 이하로 섭취한 사람들이 뇌출혈을 많이 일으켰습니다.

당질제한식은 당질을 줄이는 만큼 결과적으로 지방질을 많이 섭취합니다. 그러므로 당질제한식은 뇌출혈 예방 효과도 기대할 만합니다.

마지막 세 번째는 지주막하출혈[20]입니다. 이 질환은 동맥류 이

---

20 지주막하출혈: 사람의 뇌는 바깥쪽부터 경막, 지주막, 연막이라는 세 가지 막으로 싸여 있다. 이 중 지주막과 연막 사이의 지주막하 공간은 굵은 뇌혈관이 지나는 통로이며 뇌척수액이 흐르는 공간이다. 지주막하 공간을 지나는 혈관에서 출혈이 일어나 그 공간으로 피가 스며드는 증상을 지주막하출혈이라 한다.

상이라는 선천적 요인이 개입하므로 당질제한식으로 예방 효과를 기대하기는 어렵습니다. 뇌혈관질환으로 사망하는 사례는 뇌경색과 뇌출혈이 대부분이며 지주막하출혈로 인한 사망자의 비율은 낮습니다.

즉 당질제한식은 선천적인 원인과 관련된 지주막하출혈을 제외하고 대부분의 뇌질환에 예방 효과를 발휘합니다.

▌폐렴은 혈청 알부민으로 예방 가능

일본에서는 최근 들어 폐렴에 의한 사망이 증가하고 있습니다. 2012년에는 후생노동성이 폐렴의 증가에 대해 우려를 표명하기도 했습니다. 고령자는 폐렴에 쉽게 걸리며 폐렴으로 사망한 사람 중에도 고령자가 많습니다. 특히 일본 사회가 빠르게 고령화함에 따라 사망 원인 중 폐렴의 비중이 커지는 것입니다.

감염증을 예방하는 데는 동물성 단백질이 효과가 있다는 사실이 밝혀졌습니다. 고기, 생선, 달걀 등으로 동물성 단백질을 많이 섭취하면 혈청 알부민[21]이라는 물질이 늘어납니다. 콩과 같은 식

---

21 알부민: 세포의 기본 구성 요소인 단백질의 일종. 조직 사이 삼투압을 유지하고 이물질 유입을 막기 때문에 출혈 과다 혹은 화상 환자에게 응급 처치 시 알부민을 주입한다.

물성 식품에 많은 식물성 단백질을 섭취해서는 혈청 알부민이 별로 늘지 않습니다.

혈청 알부민이 4.3g/dl 미만인 사람과 그 이상인 사람은 감염증 발병률이 확연히 다릅니다.

고령자에게 치명적인 폐렴 또한 감염증입니다. 식품으로 동물성 단백질을 많이 섭취하여 혈청 알부민 양을 늘리면 예방 효과를 기대할 수 있습니다.

당질제한식은 고단백 식단입니다. 고기나 생선, 달걀 섭취량이 늘어나므로 자연히 혈청 알부민의 양도 많아집니다. 감염증 예방에도 도움을 줄 수 있습니다.

고령자는 반드시 혈청 알부민 늘리기를 권합니다. 알부민은 감염증을 예방할 뿐 아니라 골다공증이나 치매를 예방하는 데도 도움을 준다는 사실이 밝혀졌습니다.

폐렴과 같은 감염증에 대해서는 고혈당이 감염 위험을 상승시키며 당뇨병 환자는 감염증에 약하다고 알려져 있습니다. 고령자는 당뇨병 환자의 비율이 높습니다. 당질제한식은 고혈당을 해소한다는 측면에서 감염증 예방 효과가 있다고 볼 수 있습니다.

이처럼 당질제한식은 심근경색, 뇌경색, 폐렴에 모두 효과가 있습니다. 앞 장에서 설명했듯이 당질제한식은 생활습관병형 암의 예방 효과는 물론이고 치료 효과까지 기대할 수 있습니다.

Chapter 3

새로운 5대 질병, 정신질환

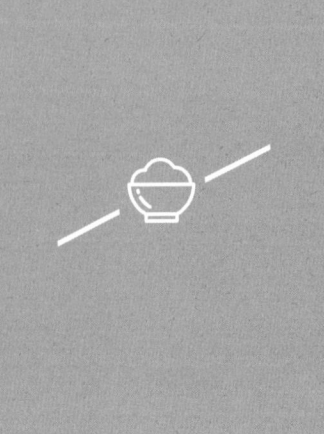

NOTICE 8

당질을 과다 섭취하면
마음도 불안해진다

▎당질을 줄이면 정신질환도 호전

일본 후생노동성은 암, 뇌졸중, 심장병, 당뇨병이 일본인에게 많은 4대 질병이라고 발표했습니다. 2011년 7월에는 정신질환을 추가해 5대 질병으로 변경했습니다.

그만큼 오늘날 일본에 정신질환자가 많아졌다는 방증이겠지요.

5대 질환 중 암, 뇌졸중, 심장병은 4대 사망 원인과 겹쳐집니다. 당질제한식이 이들 질환에 어떤 효능을 보이는지는 이미 앞에서 설명했습니다. 당질제한식은 본디 당뇨병 치료식이라서 당뇨병에는 두말할 나위 없이 효과가 있습니다. 구체적으로 어떤 효과인지에 대해서는 뒤에 차차 설명하겠습니다.

여기서는 정신질환에 관해 이야기하려 합니다. 정신질환이란 우울증, 조현병[22], 양극성장애[23]와 같은 병을 가리킵니다. 알츠하이머병이나 뇌혈관성 치매와 같은 치매는 정신질환에 속하지 않습니다.

후생노동성이 정신질환을 5대 질병에 추가한 데서 짐작되듯이 현재 일본에서는 우울증이나 조현병이 급증하고 있는 실정입니다. 게다가 우울증으로 자살하는 사람도 늘고 있습니다.

지금까지 당질제한식이 4대 질병을 치료하거나 예방하는 데 효과가 있다는 설명을 드렸습니다. 그 이유를 밝히고자 생각을 거듭한 끝에 이른바 대다수의 생활습관병이 당질을 너무 많이 혹은 너무 자주 섭취하는 탓에 발병하거나 악화될 개연성이 있다는 발상을 하게 되었습니다.

저는 오늘날 급증하는 생활습관병은 당질 과다가 그 원인이라고 확신합니다. 나아가 오늘날 급속히 증가하는 정신질환 또한 당질 과다와 필시 어떤 연관이 있다고 생각합니다.

이 같은 생각에는 그럴 만한 이유가 있습니다. 실제로 당질제한식을 실시한 후로 정신질환이 호전된 사례는 드물지 않습니다.

---

22 조현병: 사고, 감정, 지각, 행동 등 인격의 여러 측면에 걸쳐 광범위한 임상적 이상 증상을 일으키는 정신질환. '조현병'이란 용어는 2011년에 정신분열증이 바뀐 병명이며, 정신분열증이라는 병명이 사회적인 이질감과 거부감을 불러일으킨다는 이유로 개명되었다.
23 양극성장애: 조증과 우울증이 번갈아 가면서 나타나는 정동 장애.

저는 다카오병원에서 당뇨병이나 대사증후군 환자에게 당질제한식을 처방합니다. 그런 틈틈이 당질제한식을 소개하는 블로그 '닥터 에베의 시시콜콜 당뇨병 일기'[24]를 개설해서 운영 중입니다. 매일 약 만 명이 블로그에 접속하는데 당질제한식을 실천하는 사람들이 대다수입니다. 그들은 제 블로그에 자신의 건강 상태를 공개하기도 하고 질문을 던지기도 합니다.

그런 사연을 쓰시는 분 가운데는 정신질환을 앓았다는 분도 계십니다. 당뇨병 같은 생활습관병을 치료하고자 당질제한식을 시작했는데 뜻밖에도 우울증이나 그 밖의 정신질환이 개선되었다고 이야기하는 분도 적지 않았습니다.

개중에는 10년 이상 정신질환을 앓느라 많은 양의 약을 복용했는데 당질제한식을 시작하고 나서 증세가 나아졌다는 분도 계십니다. 지금 그분은 정신질환 치료제가 전혀 필요하지 않다고 합니다.

물론 이들 사례는 모두 블로그 글만 읽고 파악한 것으로 실제로 어떤지 확인하지는 않았습니다. 하지만 다카오병원에서 제가 직접 진료한 환자들 가운데도 가벼운 우울증이 나은 예도 여러 번이었습니다. 결론적으로 정신질환에도 당질제한식이 효과가 있다는 판단입니다. 그런 의미에서 이제부터는 당질제한식이 정신

---

24 에베 코지 블로그 주소: koujiebe.blog95.fc2.com

질환에 보이는 효능을 이야기할까 합니다.

▍식곤증의 주범은 탄수화물이다

우울증은 오늘날 현대 사회에서 가파른 증가세를 보이고 있습니다. 직장에서 멀쩡히 일하던 사람이 우울증에 걸립니다. 증상이 심해지면 의료기관을 찾아가고 우울증 진단을 받습니다. 급기야 직장에도 제대로 다니지 못하고 휴직이나 퇴직을 해야 할 지경에 이릅니다.

이런 사례가 증가하다 보니 기업마다 직원들의 우울증이 사업에 악영향을 끼치지 않도록 대책을 마련하느라 골머리를 앓고 있다고 합니다.

제가 임상 현장에서 경험한 사실에 비추어 보건대 최근 늘어난 이런 수준의 우울증은 당질제한식으로 상당 부분 개선할 수 있습니다. 그렇게 말하는 데는 이유가 있습니다. 당질을 과다 섭취하는 식습관을 유지하다 보면 정신 상태가 불안정해지는 것은 엄연한 사실입니다.

당질을 섭취하면 혈당치가 큰 폭으로 변동합니다. 혈당치가 급격히 오르내리면 그에 따라 심리 상태도 상상 이상으로 불안정합니다. 예컨대 식후의 졸음은 누구나 다 경험해 봤을 것입니다. 흔하디혼한 일상의 경험이니 식사를 하고 나서는 으레 졸리기 마련이라고 가볍게 생각할지도 모릅니다.

하지만 알고 보면 식곤증은 당연하게 넘길 만한 현상이 아닙니다. 사실 당질제한식을 실천하면 식후에도 졸음이 오지 않습니다. 후쿠오카 기타큐슈 시에서 보습학원을 운영하는 미시마 마나부 씨는 당뇨병 치료를 목적으로 당질제한식을 실시했습니다. 그러자 혈당치가 정상으로 내려왔을 뿐더러 식곤증도 없어졌다고 밝혔습니다.

내친 김에 그는 자신이 가르치던 어린이들에게도 당질제한식을 권했더니 식곤증이 사라지고 학습 능률이 올랐다고 했습니다. 입시 표준점수가 9점이나 올라갔다는 사실도 함께 알려왔습니다.

성형외과 의사 나쓰이 마코토는 습윤요법[25]을 창시해 세상에 알린 인물이자 『탄수화물이 인류를 멸망시킨다』[26]의 저자로 유명합니다. 저는 그와 한 차례 대담한 적이 있습니다. 당시 그는 당질제한식을 시험해 보니 그때까지 매일 습관처럼 찾아오던 식곤증이 완전히 자취를 감추어 놀랐다고 회고했습니다.

대담은 현대 의학의 실상을 파헤치는 방대한 논의로까지 이어

---

25 습윤요법: 소독약과 마른 거즈를 쓰지 않고 약액을 이용해 화상, 창상 등의 외상 환부를 축축한 상태로 유지하는 외과 요법. 자연 치유력을 최대한 활용해 빠르고 흉터 없이 외상을 치유한다는 발상에서 고안되었으나 일각에서는 감염 위험을 높인다고 비판한다.

26 한국어판: 윤지나 옮김, 『탄수화물이 인류를 멸망시킨다』, 청림출판, 2014년.

졌습니다. 당질제한식에 관해서도 깊이 파고들어 다양한 이야기를 나누었습니다. 무척 의미 있는 대담이었습니다. 그 내용은 『의료의 대전환기를 앞당긴다 – 당질제한식과 습윤요법의 충격』(에베 코지·나쓰이 마코토 공저)이라는 책에 정리했습니다. 현대 의료에 의구심을 품은 분들은 꼭 읽어 보십시오.

 이러한 사실들을 경험하면서 식곤증은 식사 때문이 아니라 당질을 많이 먹어서 생긴다는 것을 알았습니다.

 인류가 아직 수렵·채집 생활을 하던 시대를 상상해 봅시다. 식사할 때마다 졸음이 왔다면 거대한 육식동물의 먹잇감이 되기 십상이었을 것입니다. 그토록 위험천만한 특징을 지니고 있었다면 인류가 지금까지 살아남았을 리 없습니다. 먼 옛날 인류의 조상들은 많은 양의 당질을 먹을 일이 없었습니다. 그런 만큼 식후에 낮잠을 잘 필요가 없었다고 추론하는 편이 자연스럽습니다.

 요컨대 식사 자체가 식곤증의 원인은 아닙니다. 많은 양의 당질을 먹는 현대식 생활 습관 탓에 졸음이 오고 머리가 무거워지는 것입니다. 졸음이 오거나 머리가 무거워진다는 사실에서 짐작하듯이 당질 과다에서 비롯된 큰 폭의 혈당치 변동은 정신건강에 바람직하지 않은 영향을 줍니다.

NOTICE 9

혈당치의 급격한 변동은 정신을 어지럽힌다

▎혈당치가 오르내리면 심리가 불안정해진다

일상생활에서 멍한 기분이 들거나 안절부절못하거나 쏟아지는 졸음 등은 누구에게나 흔히 있는 일입니다. 대부분 사람은 그런 현상에 길들여져 마음에 담아두지 않습니다. 하지만 이 같은 현상은 분명 바람직한 심리 상태는 아닙니다.

멍하거나 안절부절못하는 데에 수면 부족이나 불쾌한 사건처럼 확실한 원인이 있다면 그러려니 하고 내버려두면 됩니다.

하지만 이렇다 할 짚이는 원인도 없이 마음이 불안정해졌다면 결코 정상적으로 보이지는 않습니다. 원인을 밝혀내어 심리적인 불안정을 해소해야만 편안한 생활을 누릴 수 있습니다.

저는 식사나 간식으로 많은 양의 당질을 섭취한 뒤 그런 심리 변동이 쉽게 일어난다고 예상합니다. 많은 양의 당질을 먹으면 건강한 사람이라도 혈당치가 갑작스럽게 올라갑니다. 건강한 사람은 당질 1g을 섭취할 때 혈당치가 $0.8~1\,mg/dl$ 올라간다고 합니다. 1회 당질 섭취량이 50~60g가량일 때는 대체로 이 법칙이 들어맞습니다.

보통 식사에서 흰쌀밥을 밥공기에 수북이 담아 한 공기를 먹을 때 당질 섭취량은 60g입니다. 식사 전에 혈당치가 정상 수준인 $70\,mg/dl$였다고 쳐도 1시간 남짓 뒤에는 $130\,mg/dl$까지 올라갑니다. (식품별 당질의 양은 부록 ② 참조).

이렇게 혈당치가 급상승할 때 머리가 멍해지고 졸음을 느낍니다.

혈당치가 올라가면 우리 몸은 인슐린을 대량으로 분비하고 그 결과 혈당치가 급하강합니다. 건강한 사람은 1시간 뒤 혈당치가 $100\,mg/dl$까지 내려갑니다.

간혹 혈당치가 너무 내려가 저혈당 상태까지 가는 사람도 있습니다. 그 경우 가슴이 울렁거리거나 식은땀을 흘리거나 초조해하는 증상을 보입니다. 식사로 당질을 섭취할 때마다 심리적인 영향을 받습니다. 일상생활에서 당질이 많은 과자나 청량음료를 먹을 때에도 마찬가지로 심리는 불안정해집니다.

청량음료 200g은 당질을 20g이나 함유합니다. 쿠키나 전병을 서너 개만 집어먹어도 당질 섭취량은 무려 20~30g에 이릅니다.

이때 혈당치는 20㎎/dl 이상 올라갑니다.

　이런 식으로 하루 세 끼 식사에 더해 간식이나 휴식 중에 많은 양의 당질을 섭취할 때마다 정신은 불안해집니다. 이런 식생활 탓에 우울증이 악화될 위험성도 높습니다.

　당질제한식을 실천하는 사람은 당질을 다량으로 섭취하여 일어나는 심리 불안정 상태가 줄어듭니다. 마음이 쉽게 안정되므로 우울증이 개선될 가능성이 있습니다.

　아주 평범한 사람이 고된 업무 등의 이유로 정신과 육체 모두 녹초가 되어 우울감에 빠졌을 때도 당질제한식을 실시하면 식사나 간식으로 인해서 일어난 심리 불안정이 사라집니다.

　당질제한식은 우울감을 개선해주고 빠른 회복을 도와줄 수 있습니다. 실제로 우울증 진단을 받은 사람이 당질제한식을 실시하고 나서 개선된 사례는 여러 건입니다. 우울증 치료약을 먹지 않아도 될 만큼 증상이 호전한 사례도 보았습니다.

　이렇듯 당질제한식은 우울증 개선 효과도 기대할 수 있습니다.

▎대사의 폭풍우 속에 정신은 표류한다

　당질을 다량 섭취하면 왜 졸음이 오는지 아직 확실히 알려지지는 않았습니다.

다만 제 경험에 비추어 볼 때 건강한 사람이라도 혈당치가 급상승해 변동 폭이 일정 수준 이상으로 커지거나, 반대로 일단 올라간 혈당치가 급하강해 변동 폭이 일정 수준 이상으로 커질 때 졸음을 느낀다는 설명이 적합할 듯합니다.

졸음만이 아닙니다. 당질을 섭취하면 인체의 호르몬 밸런스도 변동합니다. 체내 호르몬 밸런스가 크게 변동하면서 체내 대사에 폭풍우가 몰아칩니다.

혈당이 많아지면 인슐린이 다량으로 분비됩니다. 당질이 많은 식사를 하면 분비되는 인슐린의 양은 단숨에 10배에서 20배까지 늘어납니다. 인슐린이 분비되어 혈당치가 늘어나면 우리 몸은 글루카곤[27]이나 아드레날린, 부신피질 호르몬 등을 분비합니다.

인슐린은 혈당치를 내리는 일 외에도 다양한 작용을 수행합니다. 인체의 대사가 균형을 유지하려면 그런 작용을 억제하는 호르몬도 필요합니다.

이와 같이 체내에 다양한 호르몬이 대량으로 분비되며 극도로 혼란스러운 상태로 변합니다. 이는 인체에 이로운 상태가 아닙니다.

인체에는 항상 안정된 상태를 유지하려는 성질이 있습니다. 그

---

[27] 글루카곤: 이자(췌장)의 알파 세포에서 생산되는 호르몬으로 체내 혈당량이 기준치 이하로 내려갈 때 분비된다. 인슐린의 반대 작용을 하는 호르몬으로서 간에서 글리코겐을 포도당으로 분해해 혈당량을 증가시킨다.

런데 불안정한 상태에서는 체내의 갖가지 기능에 악영향이 가해집니다. 심리적 불안정이나 식곤증 또한 그러한 악영향 중 하나인 셈입니다. 이를테면 인슐린에 대항하여 분비되는 아드레날린은 심리적인 흥분을 일으키기 쉽다는 특징이 있습니다.

한때 미국에서는 툭하면 조바심을 내고 사소한 일에도 흥분해서 폭력적으로 행동하는 어린이들이 문제시된 적이 있습니다. 이를 두고 어린이들이 한시도 입에서 떼지 않고 먹는 달콤한 과자나 음료수에 든 설탕에 원인이 있지 않을까 하는 가설이 제기되었습니다.

이런 상황을 배경으로 1975년 윌리엄 더프티William Dufty, 1916~2002년가 『슈거 블루스』[28]라는 책을 냈습니다. 그 뒤 1993년 미국의 의사인 리처드 헬러Richard F. Heller와 레이철 헬러Rachael F. Heller 부부가 설탕뿐 아니라 탄수화물 과다 섭취에도 문제가 있다는 취지에서 『탄수화물 중독자의 식습관』이라는 책을 내면서 '탄수화물 의존증'이라는 개념을 제창했습니다.

탄수화물은 당질과 거의 같은 의미입니다. 그런 면에서 이들 책은 당질을 과다 섭취하면 혈당치 변동이 심해지고 심리적인 불안정을 야기한다고 경고를 해준 셈입니다.

당질 섭취에 반응해 인슐린이 분비되어 혈당치가 지나치게 내

---

28 한국어판: 이지연·최광민 옮김, 『슈거 블루스』, 북라인, 2006년.

려가면 아드레날린도 분비됩니다. 아드레날린의 작용으로 흥분한 사람은 작은 일에도 발끈합니다. 하루에 당질을 몇 번이고 먹는 생활을 이어가는 동안 혈당치는 점점 더 크게 변동합니다. 저혈당 상태가 일상처럼 일어나며 초조함을 느끼기도 하고 권태감에 빠지기도 합니다.

이런 상황에서 우울증이 악화한다는 발상을 억지라고만 치부할 수는 없습니다. 다량의 당질을 하루에도 몇 번씩 먹는 생활 탓에 체내 호르몬 상태가 변동하고 심리 상태는 불안정해집니다.

이를 고려할 때 정신질환에도 당질제한식이 효과를 낸다고 판단할 수 있습니다.

NOTICE 10

당질 제한은 정신질환을 완화시키지만 만능은 아니다

▍기능성 저혈당이나 양극성장애를 주의할 것

당질 섭취로 마음이 불안정해진다면 당질제한식을 실시하면 마음이 안정될 것입니다. 이는 정신질환 개선으로까지 이어집니다.

실제로 당질제한식은 우울한 상태나 가벼운 우울증에 상당한 효과가 있습니다. 하지만 어디까지나 마음의 안정을 도와주는 역할에 불과합니다. 당질제한식이 정신질환에 만능 치료법은 아닙니다.

유럽이나 미국에 널리 알려져 있고, 최근 우리 사회에도 증가하는 병이 있습니다. 기능성 저혈당이라는 병입니다(노티스 27 참조). 이 병 자체는 당질제한식을 실행하면 거의 개선됩니다. 하지만 실제 치료에는 좀 더 복잡한 문제가 존재합니다.

기능성 저혈당은 저혈당 증세가 쉽게 발생하는 질병으로 당질 의존 상태에 있는 사람에게 자주 일어납니다.

의존 상태란 일종의 중독 증상입니다. 당질을 섭취하면 행복한 기분이 들지만 혈당치가 급격히 낮아져서 저혈당 상태가 되면 기분이 심하게 가라앉습니다. 여타 정신질환과 증세가 비슷하기 때문에 기능성 저혈당을 앓는 사람 중에는 정신건강의학과에서 공황장애나 우울증을 진단받는 사례도 있습니다.

이처럼 기능성 저혈당은 다른 정신질환과 혼동하기 쉬워 오진을 하기도 합니다. 그런 이유로 개중에는 기능성 저혈당이 아니거나 다른 질병이 함께 발생하는 경우도 있습니다. 만일 정신질환이 실제로 기능성 저혈당에서 기인했다면 그 증상은 당질제한식으로 거의 개선됩니다. 그러나 기능성 저혈당뿐 아니라 다른 정신질환도 함께 발병하는 경우가 있는데 그럴 때는 식이요법만으로 해결되지 않습니다.

지금까지 비교적 희귀한 질환으로 취급되던 병 가운데 양극성장애라는 정신질환이 있습니다. 흔히 조울증이라고 불리던 병입니다. 작가인 기타 모리오[29]나 나쓰메 소세키[30]도 이 병을 앓았다

---

[29] 기타 모리오(1927~2011년): 일본의 소설가, 수필가, 정신과 의사. 중년에 들어서면서 양극성장애가 발병하였는데 그 증세를 에세이 등에서 유머러스하게 드러냄으로써 양극성장애에 대한 세간의 부정적인 이미지를 완화시키는 데 일조했다. 대표작으로 제43회 아쿠타가와상 수상작 『밤과 안개의 한구석에서』, 작가 자신의 선의 체험을 토대로 쓴 수필 『닥터 만보』 시리즈 등이 있다.

고 합니다.

최근 들어 양극성장애인 사람이 의외로 많다는 사실을 알게 됐습니다. 직장 동료 중에 평소에는 기분이 좋다가 가끔 이상하리만치 가라앉는 사람이 있다면 양극성장애일 가능성이 높습니다.

예전에는 확실한 진단을 내리지 못해 명확하게 이상한 언동을 하는 사람만 이 병을 앓는 환자로 보았습니다. 하지만 현대에 들어 확실한 진단이 가능해지면서 가벼운 양극성장애를 겪는 사람이 꽤 많다는 사실이 알려졌습니다.

기능성 저혈당에 의한 정신 증상이라 여겨지는 사람 중에 실은 양극성장애를 함께 앓는 경우도 있습니다. 그런 경우는 당질제한 식만으로 완치되지 않으므로 주의해야 합니다.

▎조현병의 증상을 경감하다

정신질환 가운데는 조현병이라는 병도 있습니다. 예전에 정신

---

30 나쓰메 소세키(1867~1916년): 근대 일본의 대표적인 소설가. 도쿄제국대학 영문학과를 졸업한 후 1900년부터 2년간 영국 런던에서 유학하였다. 귀국 후 도쿄제국대학에서 교수 생활을 하다 1907년부터 아사히신문사의 전속작가가 되어 연재소설 집필에 몰두했다. 서구화를 서두르는 일본 사회와 그 속에서 살아가는 지식인의 생활 태도나 사고방식 등을 날카롭게 분석하고 통렬하게 비판했다. 대표작으로 『나는 고양이로소이다』 『도련님』 『마음』 등이 있다. 지병인 신경쇠약과 위궤양을 앓다가 장편소설 『명암』을 집필하던 중 타계하였다.

분열증이라 불리던 이 병은 환각을 보거나 환청을 듣기도 합니다. 이 병도 당질제한식이 좋은 영향을 끼치지만 그것만으로 완치를 기대하기는 어렵습니다. 특정한 음식에 따른 심리 불안정이 주요 원인은 아니기 때문입니다.

당질제한식이 조현병을 완치하기는 어려울지라도 증세를 완화하는 데는 도움을 줍니다. 증상을 방치했다가는 당질 섭취로 기분 변동이 커져서 점차 조현병에 의한 환청이나 환각을 일으킵니다. 그러므로 당질제한식으로 기분 변동 폭이 줄어들면 어느 정도 증상을 억제할 수 있습니다.

게다가 유럽, 미국의 임상실험에서는 생선 등에 많이 포함되어 있는 에이코사펜타엔산EPA나 데히드로아세트산DHA 등이 조현병에 어느 정도 효과가 있다는 보고도 나왔습니다. 당질제한식을 하면 지방질과 생선의 섭취량이 증가하기 때문에 좋은 영향을 미칠 가능성이 있습니다.

조현병에 관해서는 데이비드 호로빈David Horrobin의 저서 『아담과 이브의 광기』에 잘 나타나 있습니다. 조현병과 식생활 역사의 연관성을 서술한 책입니다.

이 책에 따르면 조현병은 예나 지금이나 비슷한 비율로 나타나지만 예전에는 망상이 지금처럼 심하지 않아서 사회생활을 유지할 만한 정도였다고 합니다. 그러나 인류가 곡물을 정제하여 먹기 시작하면서 사회적 상식을 완전히 벗어날 만큼 말도 안 되는 망상을 일으키게 되었습니다.

곡물의 정제란 통밀을 새하얀 가루로, 쌀을 현미가 아닌 백미로 만들어 먹는 것을 말합니다. 말하자면 현대인들이 곡물을 먹는 방식 그대로입니다. 같은 곡물이라도 정제해서 먹을 때는 혈당치의 변동이 더욱 급격해지고 인슐린도 더욱 많이 필요합니다.

그런 연유로 정제탄수화물의 과다 섭취가 조현병의 망상을 악화시킨다고 할 수 있습니다. 호로빈의 가설에 대입해보면 당질을 제한함으로써 조현병의 망상을 어느 정도 억제할 수 있다는 결론에 도달합니다.

이렇듯 양극성장애나 조현병을 식이요법만으로 치료할 수는 없지만 당질제한식으로 증상을 경감시킬 수 있습니다.

당질이 많은 식생활은 약하든 심하든 정신질환에 악영향을 미칠 위험이 있습니다. 정신질환이 있는 사람에게는 꼭 당질제한식을 권해서 정신적 안정을 유도해 주어야 합니다.

Chapter 4

5대 질병의 핵심, 당뇨병

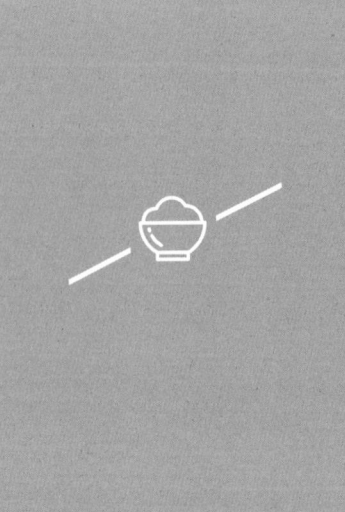

NOTICE 11

당뇨병 환자는 당장
당질제한식을 시작해야 한다

▎혈당치를 정상으로 돌려 비만을 해소하자

    당뇨병은 후생노동성이 일본인에게 많은 5대 질병으로 꼽은 병 중 하나입니다. 5대 질병 중 암, 심장병, 뇌졸중, 정신질환에 당질제한식이 효과를 발휘한다는 사실은 앞에서 설명했습니다. 5대 질병 중 마지막으로 남은 당뇨병에도 당질제한식은 효과가 있습니다. 당질제한식은 원래 당뇨병 치료식이기 때문입니다.

    이 책의 목적은 당질 과다의 위험을 경고하고 당질제한식의 무궁무진한 가능성을 널리 알리는 것입니다. 당질제한식의 당뇨병 치료 효과는 꽤 많이 알려져 있으므로 여기서는 짤막하게 언급하겠습니다.

우선 당질제한식을 시작하면 혈당 조절이 아주 용이해집니다. 당뇨병은 크게 제1형과 제2형으로 나뉘는데 이 중 생활습관병은 제2형입니다.

당질제한식을 실시한 제2형 당뇨병 환자 대부분은 식후와 공복 시 혈당치가 전부 내려갑니다.

식후 혈당치는 당질제한식을 시작하자마자 감소하여 대개는 1~2주 만에 정상 수치로 돌아옵니다. 공복 시 혈당치도 서서히 내려가며 1~4주 만에 정상 수치로 돌아오는 경우가 많습니다.

당질제한식 치료의 또 다른 장점은 기본적으로 약의 필요성이 크게 줄어든다는 사실입니다. 당질제한식을 실행한 제2형 당뇨병 환자의 반 이상 약을 필요로 하지 않게 되었으며, 인슐린 주사를 맞던 사람도 약 20%가 주사를 맞지 않게 되었습니다.

당질제한식은 제1형 당뇨병에도 효과가 있습니다. 식전에 주사하는 인슐린 양을 3분의 1로 줄여줍니다. 인슐린 주사를 소량만 맞으면 되므로 저혈당 발생률도 낮아집니다.

이처럼 약에 의존하지 않고도 혈당치를 정상으로 돌릴 수 있습니다. 이것이 당뇨병 치료에 대한 당질제한식의 가장 중요한 장점입니다.

또한 당질제한식은 체중 감소에도 뛰어난 효과를 보입니다. 당뇨병은 비만과 관계 깊은 병입니다. 대사증후군과 같은 당뇨병 예비군이나 가벼운 제2형 당뇨병 환자가 비만인 경우 인슐린이 잘

듣지 않고 혈당치가 높아지는 사례가 자주 있습니다. 그러므로 비만을 해소하여 인슐린의 효력을 높이면 당뇨병도 자연히 개선됩니다.

비만인 사람이 당질제한식을 시작하면 빠르게 체중이 줄어들기 시작해 6개월에서 1년 사이에 알맞은 체중으로 바뀝니다. 체중이 알맞게 줄어든 후에는 과도하게 살이 빠지지 않고 적당한 선에서 유지됩니다.

비만만 해소될 뿐 건강을 해칠 정도로 살이 빠지지 않는다는 뜻입니다. 당질제한식은 약에 의존하지 않고 당뇨병 환자의 혈당 조절 기능을 빠르게 개선하고 비만을 건강하게 해소합니다.

이는 3,300명이 넘는 다카오병원의 사례에서 확인할 수 있었으며 세계적으로 유명한 여러 연구에서도 증명된 사실입니다.

▍당질 제한만으로 고혈당, 비만, 합병증을 피할 수 있다

현재 당뇨병 치료에서는 '포도당 스파이크glucose spike'라 불리는 식후의 급격한 고혈당이 중대한 문제로 떠오르고 있습니다. 식후 고혈당은 심근경색이나 뇌경색 등의 합병증을 일으키는 위험 요소로 지목받고 있습니다.

3대 영양소 중 식후 혈당치를 상승시키는 성분은 당질뿐입니다. 따라서 포도당 스파이크는 당질의 섭취량이 많을 때 발생합니다. 당질 1g은 제2형 당뇨병인 사람의 혈당치를 약 3mg/dl 상승시킵니다.

제2형 당뇨병 환자가 흰쌀밥 한 공기를 먹으면 혈당치가 약 165mg/dl 정도 상승합니다. 그에 비해 소고기 등심 스테이크를 200g 먹어도 식후 혈당치는 3mg/dl 미만밖에 상승하지 않습니다.

즉 당질을 멀리하기만 해도 아주 쉽게 포도당 스파이크를 없앨 수 있습니다.

저희가 권하는 당질제한식의 1회 식사당 당질의 양은 10~20g 이하, 하루 총 당질의 양은 30~60g 이하, 총열량에 대한 3대 영양소의 비율은 평균 당질 12%, 단백질 32%, 지방질 56%입니다.

이 비율의 식단은 인슐린 작용이 온전치 못한 당뇨병 환자라도 식후 고혈당이 발생하지 않고 합병증 우려도 없습니다.

이에 비해 기존 당뇨병 식이요법의 영양소 비율은 당질 60%, 단백질 20%, 지방 20%입니다. 하루 섭취 열량을 1,200$kcal$로 억제한다 해도 끼니마다 흰쌀밥 한 공기 분량의 당질을 섭취하는 셈이어서 반드시 식후 고혈당이 발생합니다(당질의 양은 부록 ② 참조).

흰쌀밥과 소고기 등심 스테이크를 비교하면 알 수 있듯이 당질 비율이 높은 식이요법으로 식후 고혈당을 예방하기란 이론적으로 불가능합니다.

3대 영양소의 생리학적 특성을 고려할 때 혈당 조절에는 기존의 고당질 치료식보다 당질제한식이 월등히 효과적입니다.

게다가 당질제한식에는 앞서 언급했듯이 기본적으로 약이 필요하지 않다는 이점이 있습니다.

일본당뇨병학회가 유일한 공식 치료식으로 인정하는 식이요법은 당질을 60%나 섭취하는 탓에 제2형 당뇨병 환자는 심각한 고혈당 상태가 됩니다. 식후 혈당치가 어김없이 $200\,mg/dl$를 넘습니다.

혈당치가 $180\,mg/dl$를 넘으면 동맥경화 위험이 있고 합병증의 위험이 증가한다는 사실은 신뢰성 높은 의학 연구로 증명된 바 있습니다.

기존의 치료식은 예외 없이 위험한 수준의 고혈당을 일으킵니다. 이를 방치해서는 안 되기에 대개는 약으로 혈당치를 내립니다. 약을 복용하면 많든 적든 부작용이 있게 마련이라 약점으로 꼽습니다. 당질제한식은 기본적으로 약이 필요하지 않아 부작용의 우려가 없습니다.

▍식후 고혈당과 평균 혈당 변동 폭 증대는 당뇨 합병증

당뇨병의 치료식으로서 당질제한식의 최대 장점은 식후 고혈당을 초래하지 않는다는 점입니다. 식후 고혈당과 평균 혈당 변동

폭 증대는 동맥경화의 원인이며 당뇨병 합병증을 유발하는 최대 위험요소입니다.

평균 혈당 변동 폭 증대란 하루 동안 식사로 혈당치가 급격하게 오르내리는 현상을 말합니다. 식후 고혈당과 평균 혈당 변동폭 증대를 일으키는 영양소는 당질, 지방질, 단백질 중 당질뿐입니다.

당뇨병의 가장 무서운 점은 여러 합병증을 초래하기 쉽다는 사실입니다.

3대 합병증이라 불리는 망막증, 신증, 신경장애는 고혈당으로 인해 가는 혈관이 막혀서 생기는 질환입니다. 뇌경색이나 심근경색은 뇌나 심장의 굵은 혈관이 고혈당으로 인해 손상을 입어 혈액순환이 차단되면서 발생합니다.

망막증은 실명을 초래하고 신증은 심할 경우 인공투석을 필요로 합니다. 당뇨병성 신경장애나 혈관 장애에 의한 족부병변은 다리를 괴사시켜 절단에 이르게 하는 경우도 있습니다. 굵은 혈관의 손상으로 뇌경색이나 심근경색이 일어나 생명을 잃는 경우도 부지기수입니다.

당뇨병 합병증은 이토록 무시무시합니다. 이들 합병증은 고혈당으로 인해 혈관에 상처가 생겨 발생합니다. 혈당치가 $180\,mg/dl$을 넘으면 바로 혈관이 손상되며 $140\,mg/dl$만 넘어도 손상될 위험이 있다고 합니다.

당뇨병 환자는 대개 공복 시 혈당부터가 높습니다. 또한 당질 섭취 시 당뇨병을 앓지 않는 사람에 비해 혈당치가 큰 폭으로 상승합니다.

혈당치가 정상인 사람은 당질 1g을 섭취하면 0.8~1㎎/㎗만큼 혈당치가 상승한다고 합니다. 그에 비해 제2형 당뇨병 환자는 당질 1g을 섭취하면 3㎎/㎗이나 혈당치가 상승합니다.

같은 양의 당질을 섭취해도 당뇨병 환자의 혈당치는 건강한 사람보다 세 배 이상 상승하며, 그만큼 동맥경화 위험도 높아집니다.

▎합병증 예방을 위해 꼭 지켜야 하는 한 가지

당뇨병의 합병증을 예방하는 데 무엇보다 중요한 점은 '식후 고혈당'과 '평균 혈당 변동 폭 증대'를 일으키지 말아야 한다는 사실입니다.

당질을 섭취하면 어김없이 '식후 고혈당'과 '평균 혈당 변동 폭 증대'가 발생합니다. 기존의 당뇨병 식이요법(고당질 식단)으로 당뇨병 합병증을 막기란 이론적으로 불가능합니다.

'식후 고혈당'과 '평균 혈당 변동 폭 증대'을 일으키지 않는 유일한 식사요법이 당질제한식입니다.

연간 16,000명이 당뇨병 신증으로 투석 → 의료비 800억 엔

3,000명이 당뇨병성 망막증으로 실명

3,000명이 당뇨병성 족부병변으로 다리 절단

이것이 현재 일본이 처한 어두운 현실입니다. 합병증으로 고생하는 당뇨병 환자들이 이처럼 많다는 사실은 일본당뇨병학회가 주도하던 기존 당뇨병 치료가 결코 제대로 이루어지지 않고 있음을 보여주는 명백한 증거입니다.

당뇨병 합병증을 일으키지 않으려면 당뇨병 환자 모두 스스로 판단하여 몸을 지켜야 합니다.

당질제한식은 고혈당의 원인인 당질을 근본적으로 줄여줍니다. 약에 의존하지 않고도 식후 고혈당을 확실히 막아 주어 합병증을 예방합니다.

NOTICE 12

비만에서 벗어나고 싶으면 지방이 아니라 당질을 줄여라

▌ **비만 해결에는 지방 제한보다 당질 제한**

당질제한식은 비만 치료에 뛰어난 효과를 보입니다. 이는 과학적으로 증명된 사실입니다. 믿기지 않을지도 모릅니다. 당질을 제한하면 지방을 많이 섭취하게 되는데 지방이란 쉽게 말해 기름입니다. 기름기 있는 음식을 많이 먹으면 비만이 된다는 사실은 오래전부터 알려져 왔습니다. 그러므로 기름기가 많은 식사로 살을 뺄 수 있다는 말을 믿지 못하는 건 당연합니다.

그러나 지방을 줄이면 비만이 해소된다는 말은 틀렸습니다. 일찍이 미국에서 비만이 사회문제로 대두되었을 때도 지방 과다 섭취가 원인이라고 의심받았던 시기가 있었습니다. 그에 따라 1971

년부터 2000년까지 30년간 전국적으로 계몽 활동을 추진하여 지방 섭취 비율을 줄였습니다.

그런데 30년 사이에 비만이 줄어들기는커녕 두 배로 늘었습니다. 1971년에는 14.5%였던 비만율이 2000년에는 30.9%, 2010년에는 35.9%로, 2022년에는 40.0%를 넘어섰습니다. 미국은 세계 1위 비만국입니다.

지방 섭취를 줄이자 비만이 줄어들기는커녕 오히려 늘어났습니다. 실은 비만율이 치솟던 이 기간 동안 지방 섭취는 줄었지만, 당질 섭취는 늘어났던 것입니다. 현재는 지방이 아닌 당질 과다가 비만의 원인으로 꼽힙니다.

실제로 의학 연구를 통해 당질을 줄인 식사가 체중 감소에 큰 효과를 낸다는 사실이 증명되었습니다.

이미 언급한 대로 전 세계 식이요법 연구자들에게 널리 알려진 '다이렉트 시험'이라는 연구가 있습니다. 그 결과는 2008년 세계에서 가장 권위 있는 의학 학술지 중 하나인 《뉴잉글랜드 의학 저널》에 발표되었습니다.

이 연구에서는 열량을 낮게 제한한 저지방식, 마찬가지로 열량을 제한한 지중해식 식단[31], 당질제한식의 세 가지를 비교했습니

---

31 지중해식 식단: 해산물을 위주로 풍부한 채소, 과일, 콩, 올리브유를 곁들인 식단. 북아프리카와 남유럽, 이스라엘, 튀르키예 등 지중해 연안 국가들의 식생활에서 공통적으로 보이는 특징이다. 몸무게를 줄이고 심혈관 질환을 예방한다는 연구 결과가 발표되면서 건강식으로 주목받고 있다.

다. 그 결과 당질제한식이 열량 제한이 없는 약점을 가졌음에도 체중 감소 효과가 가장 높았습니다.

그 밖의 여러 연구에서 나온 비슷한 결과들이 세계적으로 권위 있는 의학 전문지에 발표되었습니다. 당질제한식의 체중 감소 효과는 확실히 증명되었습니다.

이를 근거로 미국과 유럽 여러 나라의 당뇨병학회는 당질제한식의 체중 감소 효과를 인정합니다. 비만은 혈당 조절 능력을 떨어뜨려 당뇨병을 악화시킵니다. 당질제한식은 당뇨병뿐 아니라 그 원인인 비만을 해소하는 데에도 효과가 있습니다.

▍당질을 줄이면 비만이 해결되는 네 가지 이유

당질을 줄이면 체중 감량에 많은 도움이 된다는 사실은 신뢰도 높은 의학 논문에서 입증되었습니다. 그렇다면 당질제한식이 비만에 효과적인 이유는 무엇일까요.

사실 이 효과에 관해서는 메커니즘이 아직 밝혀지지 않았습니다. 다만 사람의 신체 구조를 생각해 볼 때, 당질제한식에는 체중을 줄이는 데 효과가 있는 네 가지 이점이 있습니다.

첫째, 신체에 축적된 지방을 분해시킵니다.

사람은 신체 구조상 피부 아래에 지방세포가 있어서 식사로 섭취한 열량을 여기에 저장합니다. 지방이 필요 이상으로 많으면 비만해집니다. 그런데 당질제한식을 하면 거기에 축적된 지방을 씁니다. 사람은 당질과 지방이 주 에너지원입니다. 당질을 너무 많이, 또 자주 섭취하면 지방을 에너지로 사용하는 시스템이 작동하기 어려워집니다.

반대로 당질이 적은 식생활을 하면 지방을 에너지원으로 이용하는 시스템이 원활히 작동하여 피부 아래에 쌓인 지방이 쉽게 분해되고 소모됩니다.

둘째, 비만호르몬인 인슐린 분비가 줄어듭니다.

인슐린은 남은 열량을 지방세포에 모아두는 작용을 합니다. 인슐린 양이 많을수록 살이 찌기 쉽다는 데서 인슐린은 비만호르몬이라는 별명으로도 불립니다.

식사로 당질을 많이 섭취할수록 인슐린이 많이 분비됩니다. 당연히 당질의 양을 줄이면 그만큼 분비가 줄어드니 비만과는 거리가 멀어집니다.

셋째, 포도당 신생합성이라는 작용이 일어납니다.

적혈구는 에너지원으로서 최소한의 혈당을 필요로 합니다. 뇌는 케톤체도 에너지원으로 사용하지만, 적혈구는 포도당밖에 사용하지 못합니다. 그 때문에 혈당이 부족해지면 간은 아미노산이나 젖산과 같은 물질에서 새롭게 포도당을 만들고 혈당을 보충합니다. 이러한 간의 작용을 포도당 신생합성gluconeogenesis이라고 합니다.

포도당 신생합성을 하는 데는 에너지가 필요합니다. 포도당 신생합성이 많이 일어날수록 많은 에너지를 소비하여 살이 빠질 확률이 높습니다.

당질은 분해되어 포도당으로 변합니다. 식사에 당질이 많으면 식후 얼마간은 혈액 속에 포도당이 남아 있어 포도당 신생합성을 하지 않는 시간이 길어집니다.

반대로 식사에 당질이 적으면 혈액에 포도당이 남는 시간이 짧고 포도당 신생합성을 하지 않는 시간도 짧아집니다. 식사의 당질이 적을수록 포도당 신생합성을 하는 시간이 길어져 더 많은 에너지를 씁니다. 그 결과 살이 빠집니다.

넷째, 영양소마다 소화 흡수에 사용하는 에너지의 양이 다른 점과 관련이 있습니다.

식사를 통해 섭취한 영양소를 소화 흡수할 때 사용하는 에너지를 식사유발성 열생산diet-induced thermogenesis이라고 하며, 영양소별로 크기가 다릅니다. 섭취한 열량을 소화 흡수하는 데 사용하는 에너지의 비율을 수치로 나타내면 당질은 6%, 지방은 4%, 단백질은 30%입니다. 당질과 지방은 별로 차이가 없지만 단백질은 많은 에너지를 소비한다는 사실을 알 수 있습니다.

당질제한식은 보통의 식사에 비해 단백질의 비율이 높습니다. 그만큼 소화·흡수할 때 많은 에너지를 사용합니다. 에너지를 많이 소비하면 그만큼 살이 빠집니다.

  이 네 가지의 이점을 생각하면 당질제한식이 비만 치료에 좋은 이유를 다음과 같이 정리할 수 있습니다.

- 당질이 적어 지방이 연소하기 쉽고 비만호르몬 분비도 줄어든다.
- 포도당 신생합성이나 식후 대사가 활발해져 열량 소비가 많다.

  이 설명은 어디까지나 제 가설이지만 생리학적인 사실에 근거했습니다. 그러므로 매우 설득력이 있다고 자신합니다.

NOTICE 13

당질제한식은 당뇨병의 모든 단계에 효과가 있다

▎당뇨병과 관련된 다른 병에도 효과가 있다

당질제한식은 혈당 조절 효과가 뛰어나므로 당연히 당뇨병에 효과가 있습니다. 나아가 근래에는 당뇨병과 관련된 다른 병에도 효과가 있음이 확인되고 있습니다.

우선 당뇨병 합병증 예방 효과입니다. 당질제한식을 시작하면 바로 식후 고혈당이 개선됩니다. 식후 고혈당이야말로 합병증 위험을 높이는 주원인이므로 합병증 예방 효과를 기대할 만합니다.

다음 항목에서 자세히 설명하겠지만 당뇨병에는 '고혈당의 기억'이라고 하는 현상이 있어서 당질제한식을 시작하더라도 이전 고혈당 시기에 생긴 최종당화산물(AGE, 제5장 노티스 14 참조)에 따른 악영향까지 제거하지는 못합니다. 아쉽게도 합병증을 완전히 예방하지는 못한다는 뜻입니다.

2014년 현재까지 다카오병원에서 당질제한식을 처방받은 환자는 3,300명이 넘습니다. 이 중 합병증이 나타난 환자의 비율은 종전에 비해 상당히 낮아졌습니다. 엄밀히 말해 과학 연구가 아니므로 과학적 증거라고는 주장하지 않지만, 저는 매일매일 경험을 통해 당질제한식이 합병증을 예방한다는 것을 확실하게 느끼고 있습니다.

한발 더 나아가 당질제한식에는 어느 정도 합병증을 개선하는 효과가 있습니다. 환자 중에는 당질제한식을 실행하자 당뇨병성 망막증 증상이 호전되거나 당뇨병성 신증이 제3기에서 제1기로 개선된 사례가 여럿 있습니다. 이는 당질제한식 덕분에 고혈당이 사라져 망막이나 신장의 세소혈관 내 혈액순환이 회복된 결과로 보입니다.

당뇨병과 연관된 다른 병 가운데 고인슐린혈증이나 고혈압 등도 개선됩니다. 당질제한식에는 인슐린 추가 분비를 줄이는 효과가 있어서 고인슐린혈증이 좋아지는 것은 당연합니다. 비만을 해소하는 효과도 있어 비만과 관련된 고혈압에도 개선 효과가 나타납니다.

따라서 당질제한식은 당뇨병 전초병에서 본격적인 당뇨병으로 진행되는 것을 예방하는 효과도 있습니다.

- 당뇨병을 유발하는 병을 개선해 당뇨병 발병을 예방한다.
- 당뇨병 환자의 혈당 조절 능력을 개선한다.
- 당뇨병에 따른 합병증을 예방한다.
- 합병증의 증상을 개선한다.

이렇듯 당질제한식은 당뇨병의 모든 단계에서 효과가 있다고 볼 수 있습니다.

Chapter 5

지나친 당질은 모든 사람에게 위험하다

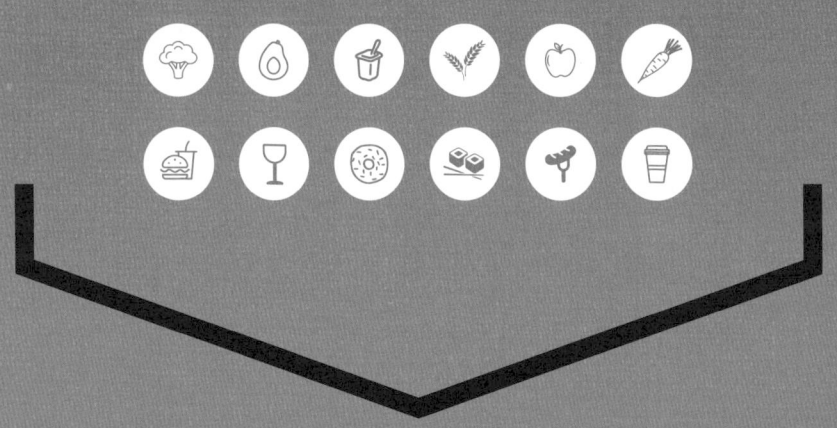

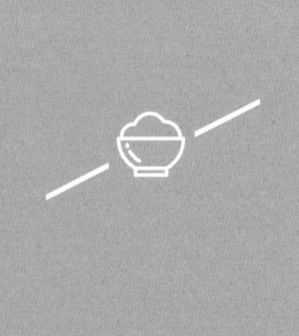

NOTICE 14

온몸의 혈액순환을 방해하는 당질 과다 섭취

▌ 당질 과다 섭취는 생활습관병에 최악이다

지금까지 현대인의 주요 사망 원인이나 질병에 해당하는 모든 병에 당질제한식이 효과가 있다고 설명했습니다.

특히 당뇨병 및 그와 관련한 비만, 고혈압, 대사증후군에 절대적인 효과를 발휘한다는 점은 자명한 사실입니다.

당질제한식이 효과를 발휘하는 병은 이 밖에도 매우 많습니다. 꽃가루 알레르기, 알레르기성 비염, 천식, 여드름, 건성 피부, 심상선 건선, 편두통, 역류성 식도염처럼 흔한 질병부터 치매(인지증)처럼 사회문제로 떠오를 만큼 심각한 병에 이르기까지 폭넓은 병에 효과가 있습니다.

일상생활에서 당질을 절제하기만 해도 이토록 많은 병이 개선될까요?

저는 현대인을 괴롭히는 많은 질병이 당질 과다 섭취에서 비롯하였다고 생각합니다. 당질 과다 섭취가 병을 낳는 이유를 간단히 정리하면 다음과 같습니다.

- **당질을 과다 섭취하면 혈액순환이 나빠진다.**
- **당질 과다는 인슐린 다량 분비를 촉진해 대사를 심하게 교란한다.**

이 두 가지가 대부분의 현대병을 불러일으킵니다.

▍지나치게 많은 혈당이 혈액순환을 악화하는 작용 원리

당질을 과다 섭취하면 혈액순환이 나빠지는 이유는 먼저 고혈당 자체가 혈액을 끈적끈적하게 만들기 때문입니다. 혈당이란 혈액 속의 포도당을 말하는데 포도당은 설탕과 비슷한 성질을 띱니다. 혈액 속에는 적혈구, 포도당, 단백질이 흐르고 있고 이들은 서로 결합하려는 경향이 있습니다.

예를 들어 혈액의 붉은색을 내는 적혈구는 헤모글로빈을 포함합니다. 여기에 혈당이 붙으면 당화헤모글로빈이 생겨납니다.

지나친 혈당은 당화 반응을 일으켜 혈관벽에 포함된 여러 종류의 단백질에 부착합니다. 그 결과 혈관 안쪽 벽에 달라붙어 혈액의 흐름을 방해합니다. 농도가 진한 설탕물이 끈적이듯이 혈중 포도당 농도가 높아지면 혈액이 끈적해져서 혈관 안쪽 벽에 달라붙습니다.

지나치게 많은 혈당은 몸속의 갖가지 단백질에 찰싹 달라붙어서 찌꺼기나 다름없는 부산물을 만듭니다.

당화헤모글로빈도 그 중간 산물입니다. 이 물질은 최종당화산물이라고 불리며 일반적으로 AGE라는 약칭으로 씁니다. 혈당치가 지나치게 높아져서 180㎎/dl을 넘으면 체내에 AGE가 생성되고 이 AGE가 혈관 안쪽에 달라붙으면 동맥경화의 원인이 됩니다.

게다가 성가시게도 AGE는 한번 생기면 좀처럼 없어지지 않으며 동맥경화의 원인으로 계속 남습니다.

또한 고혈당은 혈관 협착을 일으켜 동맥경화를 유발할 위험이 있습니다. 그것이 산화스트레스(제2장 노티스 5 참조)입니다.

혈당치가 180㎎/dl를 넘으면 활성산소가 발생합니다. 활성산소는 인체에 여러 가지 악영향을 끼치는데 산화스트레스의 증가도 그중 하나입니다. 산화스트레스가 증가하면 혈관에 쉽게 상처가 생기고 그 부분이 아물면서 이전보다 좁아져 혈관이 쉽게 막힙니다.

- 혈당이 높으면 혈액이 끈끈해져서 흐름이 원활하지 않게 된다.
- 동맥경화의 원인인 AGE가 생긴다.
- 활성산소가 발생하여 산화스트레스가 증가하고 혈관에 상처가 생겨 협착이 생기기 쉽다.

고혈당 상태에서 혈액순환이 나빠지는 이유는 이와 같습니다.

NOTICE 15

'고혈당의 기억'과 '미니 스파이크'는 건강한 사람에게도 일어난다

▌고혈당의 기억

몇 년 전 의학계에는 '고혈당의 기억'이라는 현상이 회자되었습니다. 이것은 AGE(제5장 노티스 14 참조)에서 비롯되었다는 주장이 유력합니다.

한 환자는 10년간 당뇨병으로 고혈당 증상을 보였습니다. 그러다 몇 년 전 당질제한식을 시작했고 혈당치가 완전히 정상으로 돌아왔습니다. 그런데 2년이 지나자 동맥경화에 의한 합병증이 발생했습니다.

혈당치가 높았던 10년 동안 체내에 AGE가 생성되었고 그때 이미 동맥경화가 발생했을 것입니다. 당질제한식을 시행하여 혈당치가 정상적으로 돌아오기는 했으나 한번 일어난 동맥경화는 사라지지 않기 때문에 시간이 흐른 후에 합병증이 생겼을 가능성이 있습니다.

이처럼 과거의 고혈당 증상이 이후에도 계속 악영향을 미치는 현상을 '고혈당의 기억'이라고 합니다. 현재는 흑자를 내는 회사이지만 여러 해 전에 진 큰 빚 때문에 여전히 고생하는 것과 같은 현상입니다.

더욱이 AGE로 생긴 '고혈당의 기억'이라는 빚(동맥경화 등)은 오랫동안 지속되는 탓에 예후가 좋지 않습니다. 가능한 한 이른 단계에서 고혈당을 해소해야 합병증을 예방할 수 있습니다.

청산하지 못한 빚처럼 계속 남아 있는 AGE의 악영향은 당뇨병 환자에게만 해당하는 이야기가 아닙니다. 지극히 건강한 사람도 많은 양의 당질을 섭취하면 180mg/dl을 초과하여 고혈당에 이르는 경우가 있습니다.

건강한 사람은 당질 1g을 섭취하면 혈당치가 0.8~1mg/dl 올라갑니다. 식전 혈당치가 정상 수치인 90mg/dl이라도 식사로 당질 100g을 섭취하면 혈당치가 무려 190mg/dl까지 올라갑니다.

당질 100g은 과식을 해야만 섭취 가능한 양이 아닙니다. 흰쌀밥 두 공기(당질의 양은 부록 ② 참조)나 덮밥 한 그릇에 포함된 당질만 해도 100g을 넘습니다.

지금은 건강할지라도 매일의 식생활을 통해 온몸의 혈관에

AGE를 축적해 나가는 사람이 많습니다. 이렇듯 건강한 사람이라도 당질이 함유된 음식을 자주 섭취하면 AGE에 의해 동맥경화가 발생할 위험이 있습니다.

■ **미니 스파이크는 건강한 사람에게도 매일 일어난다**

앞에서 당뇨병 전문의들이 혈관 내피를 손상시키는 혈당치의 급격한 상승을 포도당 스파이크라 부른다고 설명했습니다.

이 병의 위험성을 이해하려면 포도당의 가시가 혈관을 찌르는 모습을 상상하면 됩니다. 당뇨병 환자가 식사를 통해 당질을 보통 수준으로 섭취하면 혈당치가 금방 180mg/dl을 초과하므로 포도당 스파이크를 피하기 어렵습니다.

혈액순환이 나빠지고 온몸의 혈관이 상처투성이가 되면서 눈과 신장, 손발 등에 합병증이 생기거나 심장과 뇌에 손상이 생겨 죽음에 이를 위험이 높아집니다.

이처럼 포도당 스파이크는 몹시 위험한 현상입니다. 그런 까닭에 저는 당뇨병 환자에게 합병증을 예방할 방편으로 슈퍼 당질제한식(부록 ① 참조)을 강력히 권합니다.

또한 지금은 당뇨병 환자가 아닐지라도 종래의 식사법대로 당질을 섭취해도 정말로 괜찮을지 우려스럽습니다.

혈당치 180mg/dl을 초과하지 않는 고혈당이라 해서 위험하지 않은 것은 아닙니다. 180mg/dl을 초과하면 위험하다는 사실은 의학 연구를 통해 확인되었지만 실제로는 더 낮은 혈당수치에서도 위험하다는 의심이 제기되었습니다. 식후 2시간 동안의 혈당치가 140mg/dl을 초과하면 건강에 나쁘다는 과학적 근거가 존재합니다.

건강한 사람이라도 음식으로 당질을 60g 섭취하면 일시적으로나마 혈당치 140mg/dl을 초과할 위험이 있습니다. 흰쌀밥 한 공기 반 또는 토스트 세 장만 먹어도 당질의 양이 60g를 넘습니다. 그러므로 건강한 사람이라도 현실적으로 혈당치를 140mg/dl 이하로 항상 유지하기는 쉽지 않습니다.

즉 건강한 사람도 보통의 주식을 섭취하는 한 혈당치가 140mg/dl 이상으로 상승해 하루 세 번 혈관을 손상시킬 수도 있습니다.

포도당 스파이크까지는 아니지만 혈당치가 140mg/dl 이상으로 상승하는 경우를 저는 '미니 스파이크'라고 부릅니다.

다음 그래프의 모양에서 연상되는 '포도당의 작은 가시'입니다. 인슐린 작용이 정상인 사람도 보통 식사 수준의 당질을 섭취하면 혈당치 140mg/dl을 초과하는 시간이 생깁니다. 잠깐이라 할지라도 혈관을 손상시킨다면 좋은 일은 아닙니다.

평소 많은 양의 당질을 계속해서 자주 섭취하면 혈액순환이 점점 나빠질 위험이 있습니다.

매크로바이오틱[32]이나 현미밥이나 채식처럼 건강에 효과가 있다고 알려진 식사법은 대부분 현미와 통밀가루처럼 정제하지 않은 곡물을 섭취하도록 권장합니다. 이러한 식사법은 백미나 흰 밀가루 식품을 섭취했을 때에 비해 조금이나마 미니 스파이크의 염려가 사라집니다. 이 같은 식사법이 미니 스파이크 방지에 효과가 있음을 보여주는 대목입니다.

이 같은 맥락에서 당질제한식은 건강한 사람이 미니 스파이크를 확실하게 피할 수 있는 식사법입니다. 생활에서 당질을 과다 섭취하면 미니 스파이크가 일어납니다. 작은 가시들이 매일 혈관을 손상시키고 그것이 축적되어 점점 혈액순환이 나빠집니다. 그로 말미암아 온갖 생활습관병이 일어납니다.

이런 점들이 고혈당의 해악입니다.

---

32 매크로바이오틱: 'macro(큰)'와 'bio(생명)', 'tic(방법·기술)'을 합성한 말로 '장수식'이라고 한다. 뿌리부터 껍질까지 음식을 통째로 먹는 조리법이다.

《표 1》식후 혈당치 비교(당뇨병이 없는 정상인, 그래프 맨 위가 미니 스파이크)

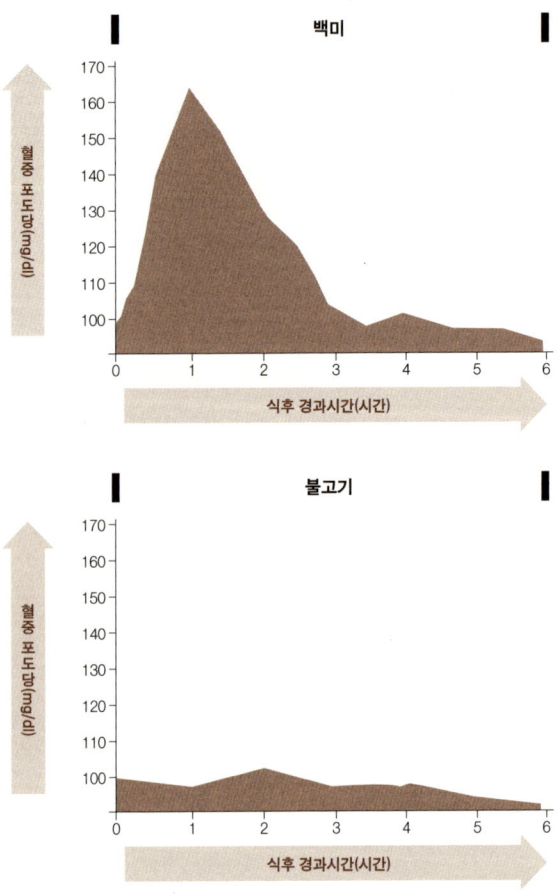

NOTICE 16

과다 분비된 인슐린은 '노화 호르몬'

▍당질 과다로 지나치게 분비되는 인슐린은 건강의 적

건강한 사람도 당질을 과다 섭취하면 정상 범위 내일지라도 식후 혈당치가 상당히 올라간다고 언급한 바 있습니다. 이에 한 가지 더 경계해야 할 사항이 있습니다. 그것은 바로 지나친 인슐린 분비입니다.

인슐린은 혈당치에 비례하여 분비됩니다. 당질을 섭취한 만큼 혈당치가 높아지고 인슐린도 그만큼 많이 분비됩니다. 지나치게 많은 인슐린은 건강에 해롭습니다.

인슐린은 혈당치를 낮추지만 과다 분비되면 비만을 촉진하고 몸 전체의 대사를 혼란시키는 호르몬으로 변합니다.

물론 인슐린은 사람에게 더없이 중요한 호르몬입니다. 인슐린이 없으면 인체는 혈당치를 낮추지 못해 곧 목숨을 잃습니다.

인슐린을 생성하지 못하는 제1형 당뇨병 환자의 생존 기간은 20세기 초반까지 평균 6개월이었습니다. 1921년 인슐린이 발견되면서 인공 합성이 가능해지자 제1형 당뇨병 환자도 인슐린 주사를 맞고 생존할 수 있게 되었습니다.

최소한의 인슐린은 생명 유지에 절대적으로 필요하지만 지나치게 분비되면 신체의 적으로 돌변합니다.

인슐린의 분비에는 두 가지 패턴이 있습니다.

첫째는 하루 24시간 항상 소량씩 분비되는 기초분비입니다. 생명 유지에 필요한 최소한의 인슐린입니다.

둘째는 음식으로 당질을 섭취하는 데 따라 상승한 혈당치를 낮추기 위해 나오는 추가분비입니다.

문제는 추가분비의 양입니다. 어떤 음식을 먹느냐에 따라 추가분비 인슐린 양에 큰 차이가 있습니다. 당질제한식의 경우 인슐린의 추가분비량은 기초분비의 2~3배 수준입니다.

하지만 통상적인 식사로써 당질을 섭취하면 건강한 사람일지라도 기초분비의 20~30배에 달하는 추가분비 인슐린이 분비됩니다. 당질제한식에 비해 현격히 많은 인슐린이 나오는 셈입니다.

지나친 인슐린 분비가 초래하는 결과는 의학 연구를 통해 서서히 밝혀지고 있습니다. 로테르담Rotterdam 연구로 불리는 유명한 네덜란드 논문에 다음과 같은 내용이 있습니다.

"당뇨병 치료 목적으로 인슐린 주사를 맞는 사람은 같은 당뇨병이라도 인슐린 주사를 맞지 않는 사람에 비해 약 2배, 당뇨병이 아닌 사람과 비교하면 무려 약 4배나 알츠하이머병에 걸리기 쉽다. 발암 위험도 1.9배나 높다."

그 외에도 혈액 검사에서 고인슐린혈증이 있는 경우는 발암 위험이 더욱 높다는 과학적 근거가 있습니다. 알츠하이머병뿐 아니라 뇌혈관성 치매에도 고인슐린이 위험하다는 연구가 있습니다. 외부에서 유입되었건 인체 내부에서 생산되었건 지나치게 많은 인슐린은 치매를 유발하고 발암 위험도 높입니다.

인슐린은 노화 호르몬

생명 유지에 필수적인 기초분비 인슐린도 수치가 낮은데다 건강한 사람일수록 노화가 더디게 진행될 가능성이 높다는 논의도 진행되고 있습니다.

아직 가설이지만 100세를 넘기고도 건강한 사람은 기초분비 인슐린 수치가 낮다고 합니다. 현재 기초분비 인슐린은 기준치가 3~15μU(마이크로유닛[33])인데 농경 사회 이전 인류의 기준치는 좀

---

33 마이크로유닛: 인슐린의 유닛 단위는 순수 결정을 기준으로 1U = 1/22mg ≒ 45.5μg으로 정의한다. 마이크로유닛은 100만 분의 1유닛이다.

더 낮았으리라 추정합니다.

수렵·채집 위주의 식생활(당질제한식)을 했던 700만 년 전 선조들의 기초분비 인슐린은 기껏해야 1.5~6μU 정도였다고 추정합니다.

그렇게 추정하는 근거는 기초분비가 10μU 이상으로 기준치 안에서 수치가 높은 편일 경우 비만이 되기 쉽다는 점입니다. 자연히 당뇨병이나 생활습관병의 위험이 높습니다.

거꾸로 당뇨병이나 비만과는 무관한 환자, 이를테면 마른 체형의 아토피성 피부염 환자를 대상으로 조사해보면 기초분비 인슐린이 1.5μU로 상당히 적은데도 혈당치가 $70mg/dl$ 수준으로 낮게 유지되는 사례가 있습니다.

기초분비가 많아도 고혈당을 막지 못하는 사람과 기초분비가 적음에도 고혈당으로 이어지지 않는 사람이 있다는 뜻입니다.

어쩌면 기초분비는 현재 기준치보다 낮은 편이 정상일지도 모릅니다. 고인슐린혈증의 다양한 위험성을 고려할 때 최소한의 기초분비와 최소한의 추가 분비 인슐린으로 지내는 식생활이 가장 신체에 이롭습니다.

뒤집어 생각하면 이는 현대 사회에 기초분비 인슐린 수치가 높은 사람이 많다는 뜻입니다. 이런 사람일수록 여러 질병을 초래할 소지가 있습니다. 지나치게 많은 인슐린은 노화로 이어질 위험이 큽니다.

실제로 의료계의 대선배인 히노하라 시게아키[34] 선생님은 102세 때에도 건강을 지키며 현역 의사로 활약했습니다. 이 선생님도 당질제한식을 실천하며 주 2회 스테이크를 드셨다고 합니다.

히노하라 선생님은 당질제한식이 인슐린을 낮은 수치로 유지하여 노화를 방지한다는 사실을 보여주는 좋은 예입니다.

인슐린이 비만 호르몬이라는 점은 의학적으로도 명확히 밝혀졌습니다. 비만이 고혈압과 고지혈증[35]으로 이어져 동맥경화를 촉진한다는 사실은 말할 필요도 없습니다. 비만 호르몬이자 노화 호르몬으로 의심되는 인슐린은 당질을 섭취할수록 추가 분비량이 많아집니다.

당질을 지나치게 섭취하는 식생활이 인슐린을 증가시켜 생활습관병을 일으키고 노화를 촉진시킵니다.

---

[34] 히노하라 시게아키(1911~2017년): 일본인 의사. 소식과 4~5시간의 수면 시간을 유지하는 생활습관으로 100세가 넘는 고령의 나이에도 병원에서 근무했었다. 의학 전문 서적을 비롯하여 생명과 관련된 책을 200권 이상 집필했다.

[35] 고지혈증: 필요 이상으로 많은 지방 성분이 혈액 내에 존재함으로써 혈관벽에 쌓여 염증을 일으키고 그 결과 심혈관계 질환을 일으키는 상태를 말한다.

Chapter 6

주변에 널리 퍼진 당질 과다증

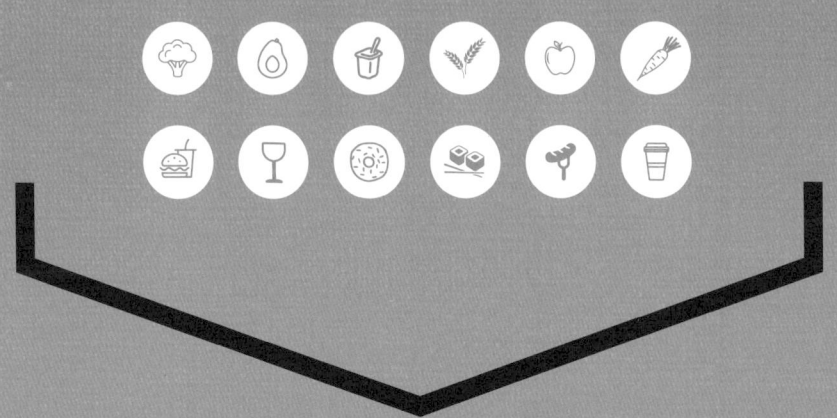

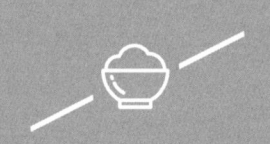

NOTICE 17

편두통과 역류성 식도염은
당질 과다증

▌당질 제한으로 완전하게 건강해지다

　당질이 많은 식품을 빈번하게 섭취하면 당뇨병이 아닌 사람도 정상 범위 내에서지만 식후 혈당치가 훌쩍 올라갑니다. 인슐린도 과다하게 추가 분비됩니다. 그것이 반복되면 혈관에 상처를 입히고 대사를 혼란하게 만들어 갖가지 생활습관병을 일으킵니다.

　저는 원래 당질제한식을 당뇨병의 치료에만 이용했습니다. 그 외의 생활습관병은 고려 대상이 아니었습니다. 하지만 당뇨병 환자들에게 당질제한식을 권장하다 보니 다른 질병까지 개선되었다는 사람이 점차 나타났습니다.

　처음에는 그게 정말일까 의심스러웠지만 이들 질병을 치료할 때 당질제한식을 실시해보니 증상이 개선되는 사례가 많았습니다. 생각지 못한 효과에 놀랐습니다.

특히 역류성 식도염은 당질제한식을 실시하자 대부분의 환자에게서 속쓰림 증상이 없어지고 편두통 환자에게도 거의 100% 효과가 있었습니다.

역류성 식도염은 속이 쓰리고 위산이 식도까지 올라오는 질환입니다. 위산이 과다 분비되는 원인은 과도한 당질 섭취입니다. 당질제한식을 시작하면 속쓰림이 해소됩니다.

편두통은 어떤 원인에 의해 뇌의 혈관이 수축한 뒤 갑자기 혈관이 열릴 때 혈류가 급격히 증가하여 격심한 통증이 일어나는 질환입니다. 심한 경우 구토를 수반하며 거동이 불가능한 상태에 이르기도 합니다.

어깨 결림과 목 결림 등에서 오는 근긴장성두통[36]과는 증상의 정도가 현격히 다릅니다. 일반적인 진통제는 전혀 효과가 없고 혈관 확장을 예방하는 특수한 약만이 효과가 있습니다.

당질제한식으로 거의 대부분 개선된다는 점에서 편두통의 원인은 당질의 과다 섭취라고 봐야 합니다. 역류성 식도염이나 편두통은 당질제한식을 실천하면 빠르게 개선됩니다. 다만 당질 섭취

---

[36] 근긴장성두통: 심한 스트레스나 긴장된 자세로 인해 주로 뒷목이나 뒷머리 또는 머리 전체에 생기는 두통. 대부분 신경을 많이 쓰거나 스트레스를 심하게 받는 경우에 생기는 것으로 알려져 있다.

가 왜 이런 증상으로 이어지는지에 대한 메커니즘은 아직 밝혀지지 않았습니다.

더 이상 당질을 섭취하지 말라는 인체의 경고가 편두통과 강렬한 속쓰림 증상으로 나타나는 것은 아닐까요?

덧붙여 근긴장성두통도 당질제한식으로 개선됩니다. 그리 극적인 효과는 아닐지라도 어깨와 목의 혈액순환이 원활해지면서 결리는 증상이 점차 해소됩니다.

당뇨병 외에도 현저한 효과를 보이는 질환이 있습니다. 앞서 언급한 기능성저혈당입니다. 거의 100% 효과를 보입니다.

단, 기능성저혈당의 경우 그 자체의 증상은 당질제한식으로 개선되지만 양극성장애, 공황장애, 조현병과 같은 별개의 정신질환을 동시에 앓고 있는 경우에는 당질제한식만으로 완치되지 않음을 염두에 두어야 합니다.

이처럼 당뇨병 치료식으로 실시한 당질제한식이 다른 생활습관병에도 효과가 있다는 사실을 경험했습니다. 오늘날의 생활습관병 대부분 당질을 지나치게 섭취하는 일상생활에서 비롯되었다는 확신이 생겼습니다.

NOTICE 18

알레르기도
악화시킨다

▎**당질이 적은 식사를 했던 시대에는 알레르기 환자가 없었다**

오늘날 일본에서는 꽃가루 알레르기 환자들이 매우 많습니다. 당뇨병 환자 중에서도 꽃가루 알레르기로 고통받는 사람이 많습니다.

그런데 당질제한식을 시작한 사람들 중 과반수가 꽃가루 알레르기에 개선 효과를 보이고 있습니다. 증상이 거의 사라진 사람이 약 50%, 반 이상 줄었다는 사람이 30~40%에 달하는 등 상당히 높은 비율의 효과를 보였습니다. 다만 개인차가 있으므로 모든 이에게 효과가 있는 사항은 아닙니다. 거의 변함이 없다는 사람도 10~20% 가량 존재합니다.

아토피성 피부염이 개선되었다고 하는 사람도 많습니다. 원래 아토피를 앓는 사람은 피부가 건조한 경우가 많고 그 탓에 아토피 증상이 악화됩니다. 당질제한식으로 혈액순환이 원활해지면 건조한 피부가 개선됩니다. 아토피가 나았다면 이에 따른 영향입니다.

그 밖에도 꽃가루 알레르기 이외의 알레르기성 비염이 사라진 사람, 천식이 개선된 사람 등 알레르기 환자에게 뚜렷한 효과를 보입니다.

당질제한식이 알레르기를 예방하고 치료하는 데 효과가 있음을 나타냅니다.

당질제한식이 왜 알레르기에 효과를 보일까요? 확실하지는 않지만 저의 가설은 이러합니다. 당질이 적은 식생활은 인간 본래의 식사에 근접하므로 체내 대사가 안정되어 자연 치유력이 높아집니다.

실제로 20세기 초반까지 당질을 제한하는 전통적인 식사를 해온 이누이트족에게는 알레르기성 질환이 거의 없었습니다.

당질이 적은 생활은 온몸의 혈액순환과 대사를 원활하게 하여 자연 치유력과 면역 조절 능력을 높입니다. 그러므로 알레르기성 질환에 효과가 있습니다. 바꿔 말하면 당질을 지나치게 섭취하는 오늘날의 식생활은 인체에 비상사태나 다름없으므로 면역계, 신경계, 대사계 등 복잡한 인체시스템에 혼란을 야기합니다. 이러한 혼란이 여러 생활습관병을 일으킨다고 봅니다.

　면역계, 신경계, 내분비대사계는 상당히 복잡하여 현대 의학에서는 아직 명확하게 밝혀내지 못했습니다. 현재 이 세 시스템에 관해 알려진 바는 전체의 10~20%에 불과합니다.

　그러므로 면역과 관련한 알레르기 등의 질환에 대해 원인을 쉽게 단정할 수 없지만 적어도 인슐린 과다가 악영향을 미친다는 점은 확실합니다.

　당질이 지나친 오늘날의 식사는 인체에 부담을 주고 갖가지 알레르기 질환을 악화시킵니다.

NOTICE 19

당질을 과다 섭취하면
알츠하이머병의 위험이 커진다

▌치매 예방 효과

　일본은 세계적인 고령사회 국가로 치매가 심각한 사회 문제로 대두되고 있습니다. 당질제한식은 치매에 효과가 있으며 그 예방도 기대할 수 있습니다.

　알츠하이머병Alzheimer's disease은 치매의 대표적 질환인데 고혈당과 고인슐린혈증이 알츠하이머병의 위험을 가중시킨다는 연구 결과들이 있습니다.

　일본 규슈 대학은 1985년부터 후쿠오카현 히사야마 지역 주민 중 당시 치매 증상이 없는 65세 이상의 노인 826명을 15년간 추적 조사했습니다. 그 결과 당뇨병 환자와 그 전초병에 속한 사람

의 알츠하이머병 위험도는 그렇지 않은 사람보다 4.6배 높은 것
으로 밝혀졌습니다.

또한 흰쌀밥을 많이 먹는 사람일수록 알츠하이머병에 걸리기
쉽다고 이 연구는 보고했습니다.

1999년에 발표된 유명한 로테르담 연구 역시 고령의 당뇨병 환
자가 뇌혈관성 치매를 일으킬 위험도는 그렇지 않은 사람보다 2
배, 알츠하이머형 치매는 1.9배 높다고 밝혔습니다. 특히 인슐린
치료 중인 당뇨병 환자의 알츠하이머형 치매 발병 위험은 무려
4.3배에 이른다고 합니다.

알츠하이머병 환자의 약 80%가 '제2형 당뇨병' 내지 '내당능장
애[37]'를 겪고 있다는 연구 결과도 있습니다. 알츠하이머병의 원인
은 뇌세포에 베타 아밀로이드beta-amyloid가 침착하기 때문으로 알
려져 있습니다.

베타 아밀로이드를 분해하는 것은 인슐린 분해효소입니다. 고
인슐린혈증이 있으면 인슐린 분해효소는 인슐린 분해만으로 힘
에 부칩니다. 부수적으로 베타 아밀로이드를 분해할 여유가 없어
베타 아밀로이드가 혈액 속에 잔존할 위험이 커집니다.

혈중 베타 아밀로이드의 수치가 높아져서 뇌세포에 침착하면

---

37 내당능장애: 정상과 당뇨병의 중간 단계. 식사를 시작하고 2시간 후에 측
정하는 혈당을 식후혈당이라고 하는데, 정상인은 대개 140mg/dL 미만이고
200mg/dL 이상일 때는 당뇨병을 의심할 수 있다. 내당능장애는 식후혈당이
140~199mg/dL일 때를 가리킨다.

알츠하이머병 위험이 증가합니다.

　즉 당뇨병(고혈당)이 있으면 알츠하이머병에 걸리기 쉽다는 말이므로 높은 인슐린 농도도 위험 요인입니다. 아쉽게도 당질제한식으로 혈당치와 인슐린 농도를 낮춘 당뇨병 환자를 대상으로 알츠하이머병의 위험도를 측정한 연구 결과는 아직 없습니다.

　다만 알츠하이머병의 위험 요인인 고혈당과 고인슐린혈증이 당질제한식으로 개선되는 점으로 미루어 알츠하이머병에 예방에도 효과가 있을 가능성이 높습니다.

NOTICE 20

신진대사의 급격한 변동이 불임, 난산, 거대아 출산을 초래한다

▌불임증에도 보이는 효과

최근 증가하는 부인병 중 불임증이 있습니다. 저는 이 역시 당질 과다 섭취와 관련이 있다고 생각합니다.

여성 중에는 단 음식을 좋아하는 사람들이 많습니다. 설탕이나 밀 같은 당질이 주성분인 과자를 습관적으로 먹으면 혈당치가 급격하게 변동합니다. 개중에는 온종일 과자를 입에 달고 있지 않으면 마음이 놓이지 않는다는 사람도 있습니다. 탄수화물 의존증을 의심해볼 만합니다.

세 끼 식사로 당질을 대량 섭취하는 데 그치지 않고 잦은 간식으로 당질 과다를 반복하다 보면 탄수화물 중독 증상이 일어납니다. 이를 탄수화물 의존증이라고 합니다. 탄수화물 의존증이 있는 사람은 저혈당을 일으키기 쉽습니다.

이런 식생활을 하는 사람이 탄수화물을 먹으면 체내 혈당치가 급격하게 상승하여 인슐린이 대량 분비되고 이에 혈당치가 다시 급격하게 하강하여 쉽게 저혈당 수준에 이릅니다.

혈당치의 급격한 변동은 불임의 원인으로 지목받습니다. 혈당치 변동이 심하다는 것은 인슐린이 과다 분비되기 쉽다는 뜻입니다. 게다가 길항작용을 하는 각종 호르몬도 과다 분비됩니다.

다시 말해 체내 호르몬 균형이 롤러코스터처럼 요동치는 상황이 일어납니다. 예전 여성들은 이러한 호르몬 불균형을 겪지 않았습니다. 예를 들어 예전의 메이지 시대[38] 일본 여성은 지금보다 세 배나 많은 양의 쌀밥을 먹었지만, 혈당치의 급격한 변동이나 인슐린 과다, 호르몬 불균형은 없었습니다. 신체 운동량이 지금보다 훨씬 많았던 덕분입니다.

당시에는 취사와 설거지 모두 사람의 손으로 해야 했습니다. 진공청소기가 없었기에 빗자루를 들고 손으로 움직여가며 먼지나 쓰레기를 쓸었습니다. 손으로 직접 걸레의 물기를 짜내고 바닥과 복도를 닦았습니다. 가사 노동만으로도 하루 종일 몸을 움직여야 했습니다.

---

38   메이지 시대: 1868~1912년. 메이지는 일본 천황의 연호이며, 이 천황이 통치하던 시대를 말한다.

예전에 하던 가사 노동의 대부분은 유산소운동입니다. 호르몬 중 혈당치를 낮추는 것은 인슐린뿐입니다. 하지만 혈당 상승 전후에 유산소운동을 하면 근육세포는 인슐린과 무관하게 포도당을 거두어들이므로 혈당은 떨어집니다.

메이지 시대의 여성은 많은 쌀밥을 먹어도 식사 전후에 항상 유산소운동을 했기에 인슐린 분비는 오늘날의 여성보다도 현저히 적었습니다.

그런데 현대에 들어서면서 가전제품이 보급되자 가사노동이 그다지 필요하지 않게 되었습니다. 게다가 저렴한 설탕이나 정제 탄수화물이 늘어났습니다. 부담 없는 가격으로 당질이 듬뿍 들어간 과자와 청량음료를 구입할 수 있습니다.

즉 오늘날의 여성은 유산소운동은 하지 않으면서 당질을 과다 섭취하는 횟수만 많은 셈입니다. 이로써 체내의 혈당치 변동이 잦아지고 호르몬의 균형이 흐트러지면서 대사가 급격하게 변동합니다.

이런 상태는 불임증을 초래하기 쉽습니다. 아이를 임신하기 위해서는 우선 몸이 안정되어야 합니다. 호르몬 균형이 무너지고 대사가 급격하게 변동하면 당연히 여성호르몬에도 영향을 미칩니다.

▮ 생리통과 생리불순도 해결된다

불임증의 하나인 다낭포성난소증후군polycystic ovary syndrome은 배란이 잘되지 않는 질환입니다. 정확한 발병 원인이 무엇인지 아직 알려져 있지 않으나 당질제한식으로 절반 이상이 개선됩니다.

다낭포성난소증후군은 고인슐린혈증에서 비롯한 문제입니다. 어린 시절부터 당질의 잦은 섭취와 과다 섭취에 길들여지면 인슐린 역시 자주 그리고 과다로 분비되어 비만에 이릅니다.

비만해지면 기초분비 인슐린 수치가 높아집니다. 여기에 당질을 섭취하면 많은 양의 인슐린이 추가로 분비되어 호르몬 불균형을 초래합니다. 이는 생리불순과 불임으로 이어질 우려가 있습니다.

당질 과다 식품을 하루에도 몇 번씩 습관적으로 먹으면 혈당치가 급격히 변동합니다. 호르몬 균형이 무너지고 생리불순이 일어납니다. 규칙적인 배란이 이루어지지 않아 불임증이 됩니다.

이는 다낭포성난소증후군을 비롯한 불임증을 유발하는 일반적인 메커니즘입니다.

당질제한식으로 생리불순과 생리통이 개선된 사례는 적지 않습니다. 현대 여성을 괴롭히는 불임증 등의 부인병은 당질이 다량 함유된 식품을 습관적으로 자주 먹는 식생활에서 비롯될 가능성이 큽니다.

급격한 혈당치 변동으로 인슐린이 대량으로 분비되어 호르몬 균형이 무너지는 일은 인류가 지구상에 출현한 이래 약 700만 년 동안 한 번도 없었습니다. 불과 몇십 년 사이에 나타난 이상 사태입니다.

불임증 등을 예방하기 위해서라도 반드시 당질제한식을 실천하여 체내 호르몬과 대사의 균형을 정상으로 되돌리기를 권합니다.

▎순산할 확률이 높아진다

그 밖에도 당질제한식을 하면 각종 산부인과 관련 문제에 효과적이라는 보고가 있습니다.

우선 순산 확률이 높아집니다. 일본 산부인과 전문의 무네타 데쓰오에 따르면 과거에는 제왕절개 비율이 20~30%에 달했으나 2010년부터 임신부에게 당질제한식을 권하면서 그 수가 줄었다고 합니다. 이후 지속적으로 감소해 최근에는 제왕절개 비율이 10%를 밑도는 수준까지 내려갔다고 합니다.

임신부는 당질을 많이 섭취할수록 비만해지기 쉽습니다. 또한 임신당뇨병에 걸릴 가능성도 높습니다. 무네타 데쓰오는 임신부의 비만 및 임신당뇨병 예방을 위해 당질제한식을 권장했습니다.

그 결과 비만 및 임신당뇨병의 예방은 물론이고 순산이 증가하여 제왕절개 비율이 떨어졌습니다.

저 역시 비슷한 경험을 한 적이 있습니다. 제 딸도 임신했을 때 비만 예방 차원에서 가벼운 당질제한식을 실천했고 역시 순산했습니다.

무네타 데쓰오는 베테랑 산부인과 전문의이며 연간 700여 건의 출산을 담당하고 있습니다. 예전에는 20~30%였던 제왕절개 비율이 당질제한식을 권장한 후 10% 이하로 떨어졌다는 이야기는 설득력이 있습니다.

임신한 여성은 비만해지기 쉽습니다. 비만해지면 지방이 산도를 압박하면서 난산 위험이 높아집니다.

임신 중에 당질제한식을 실천하면 체중 조절이 용이해져 임신부와 의사 모두에게 이득입니다. 비만을 예방하고 난산도 예방하니 일석이조입니다. 제왕절개 비율이 낮아진 이유도 여기에 있습니다. 당질제한식은 고혈당이 되기 쉬운 임신부의 임신당뇨병과 비만을 예방할 뿐 아니라 순산에도 도움을 줍니다.

또한 임신 중 고혈당을 방지하는 일은 아이에게도 중요합니다. 임신부가 고혈당이면 거대아를 출산할 가능성이 높다는 연구 결과가 있습니다. 거대아로 태어난 아이는 성인이 되어 당뇨병 등 다양한 질병을 앓기 쉬우며, 임신부가 고혈당이면 지체부자유아를 낳을 위험이 높다는 연구 보고도 있습니다. 임신 중 고혈당은 반드시 피해야 합니다.

당질제한식은 고혈당과 비만을 예방하여 순산 확률을 높이고 거대아 및 지체부자유아를 낳을 위험을 낮춥니다.

이와 관련하여 임신 중에 당질을 제한하면 케톤체 증가가 우려된다는 의견이 있습니다. 하지만 앞서 언급했듯이 무네타 데쓰오의 연구에서 태아와 신생아의 높은 케톤체 수치는 자연스러운 현상으로 나타났습니다. 케톤체 증가에 대한 우려는 기우임이 증명되었습니다(제1장 노티스 2 참조).

근거 없는 걱정보다는 고혈당이나 비만의 위험을 예방한다는 장점이 훨씬 중요하지 않을까요.

NOTICE 21

당질을 과다 섭취하는 사람은 감염증에 약하다

▌혈액순환이 나쁘면 감기에 걸리기 쉽다

현대인에게 가장 흔한 질환 중 하나가 감기입니다. 당질제한식을 실천하는 사람은 감기에 잘 걸리지 않습니다.

당질제한식을 하자 감기, 인플루엔자 등 흔한 바이러스성 감염증에 잘 걸리지 않게 되었다는 사람이 상당히 많습니다.

원래 당뇨병 환자는 감염증에 걸리기 쉽다고 알려져 있지만, 당질제한식을 실천하면 당뇨병 환자도 감염증에 강해지는 경향이 있습니다. 당뇨병이 없는 사람도 대부분 "감기에 잘 걸리지 않게 되었다"라고 말합니다.

당질제한식으로 혈액순환이 원활해지고 몸의 면역력이 높아졌기 때문입니다. 실제로 극히 적은 당질을 섭취했던 시대의 이누이트족은 혈액순환이 아주 원활했다고 알려져 있습니다.

　반대로 당질이 지나치게 많은 식생활을 하면 모든 면에서 감염증에 나쁜 영향을 끼칩니다. 당뇨병 환자가 당질을 섭취하면 당연히 고혈당이 되지만 당뇨병이 아닌 사람도 당질을 섭취하면 정상적인 범위라고는 해도 혈당이 높아지고 혈류가 다소 나빠지며 인슐린 분비량도 많아집니다. 즉 체내 대사가 혼란을 일으킵니다.

　혈류가 나빠지고 대사가 혼란스러워지면 자연 치유력이 떨어져 감기와 같은 감염증에 걸릴 가능성이 커집니다.

　당질제한식은 당뇨병의 여부에 관계없이 감염증 예방 효과를 보입니다.

NOTICE 22

당질은
치아 병원균의 먹이

▌ **충치와 치주질환 예방**

당질제한식이 충치와 치주질환 예방에 효과적이라는 사실은 다소 의외입니다. 충치와 치주질환은 고혈당이나 혈액순환과 무관해보이기 때문입니다.

당질제한식이 충치와 치주질환을 예방하는 이유는 치태라고도 불리는 플라크plaque와 관련이 있습니다.

충치와 치주질환은 치아를 잃는 2대 원인입니다. 충치와 치주질환이 생기는 가장 큰 원인은 플라크입니다. 플라크는 단순히 음식찌꺼기가 아니라 살아 있는 세균 덩어리입니다.

치석 속 세균들의 먹이가 바로 당질입니다. 식사로 섭취한 당질이 치아에 남아 있으면 세균은 그것을 영양원으로 삼아 점점 증식합니다.

대표적인 충치균인 뮤탄스균이 만드는 끈적끈적한 플라크와 그 밖의 산 생산 세균acidogenic bacterium들이 여러 당질을 이용해 만드는 퍼석퍼석한 수용성 플라크가 있습니다.

플라크를 제거하지 않고 방치하면 세균이 당질을 분해하여 산과 독소를 만들어내고 그로 인해 충치와 치주질환이 생깁니다. 거꾸로 말하면 당질제한식을 실천하면 플라크는 급격히 감소합니다.

결국 당질이 적은 식생활을 하면 플라크가 증식하기 어려워져서 충치와 치주질환이 예방됩니다.

충치와 당질 섭취와 관련한 재미있는 연구가 있습니다. 아주 먼 옛날 일본에 살던 인류의 화석을 조사했더니 구석기시대의 화석에는 충치가 전혀 없습니다. 일본의 조몬 시대[39] 혼슈 이남 지역에 살던 사람의 화석 8.2%에서 충치가 발견됩니다. 반면 같은 조몬 시대라도 홋카이도 지역의 화석에서는 2.4%에 불과합니다.

홋카이도와 혼슈 이남 지역 사람들의 충치 발생률은 도대체 왜 다를까요?

---

39 조몬 시대: 일본의 선사시대 중 기원전 13,000년경부터 기원전 300년경까지의 기간. 일본어로 새끼 줄무늬를 뜻하는 '조몬' 질그릇이 발견되어 붙여진 이름이다.

사실 아오모리이남에 살던 조몬 시대 사람들은 어로와 수렵 외에도 채집 활동으로 도토리나 밤 같은 당질이 많은 열매를 얻었습니다. 반면 홋카이도 지역에서는 나무 열매를 채집하기 어려웠습니다. 홋카이도는 침엽수림대에 위치하여 열매를 맺는 나무가 거의 자라지 않습니다.

결국 같은 조몬 시대 사람이라도 도토리나 밤 등으로 당질을 섭취한 혼슈 이남 사람들 쪽이 충치가 생기기 쉬웠습니다.

홋카이도 지역 사람들은 구석기시대와 마찬가지로 식재료의 대부분이 어로 활동으로 얻은 물고기, 수렵 활동으로 얻은 고기여서 당질 섭취가 거의 없었습니다. 그들에게 충치가 생기지 않은 이유입니다.

이러한 결과는 당질을 거의 섭취하지 않았던 이누이트족의 충치발생률 2.2%와도 일맥상통합니다.

아메리카 원주민의 화석을 조사한 결과도 마찬가지였습니다. 곡류를 먹기 이전의 충치발생률은 2.4%에 불과했습니다.

이런 연구 결과들은 당질 제한이 뮤탄스균의 증식을 막고 플라크를 격감시켜 충치와 치주질환을 예방한다는 사실을 뒷받침해 줍니다.

NOTICE 23

당질 과다 섭취는
내장에 부담을 준다

▍위험한 지방간, 비알콜성지방간염

당질제한식으로 지방간을 예방하고 개선할 수 있습니다. 과거에는 지방간을 그다지 위험한 질환으로 여기지 않았습니다. 심각하게 여겼던 간질환은 B형 간염, C형 간염 같은 바이러스성 간염이었습니다. 전문의들도 지방간을 별로 문제 삼지 않았습니다.

물론 바이러스성 간염은 간경변이나 간암으로 이어지는 무서운 병입니다. 그러나 최근 심한 염증을 동반하는 지방간이 간경변 내지 간암으로 진행될 위험이 있다는 것이 알려졌습니다.

이렇게 염증이 심한 지방간을 NASH라 하는데 지방간의 10~20%를 차지합니다. NASH는 당질제한식으로 예방과 개선이 가능합니다.

당질을 섭취하면 혈당치가 올라 인슐린이 분비됩니다. 체내에 남아 있던 혈당은 인슐린 작용으로 모두 간과 지방조직에 저장되어 중성지방이 됩니다. 당질이 많은 식생활을 할수록 비만해지기 쉽고 많은 양의 중성지방이 간에 축적되어 지방간으로 발전할 확률이 높습니다.

당질을 지나치게 섭취하면 비만해지기 쉬운 것과 같은 이유입니다. 그렇기에 당질제한식을 실천하기 시작하면 지방간은 빠르게 개선됩니다.

술을 좋아해서 지방간인 사람이 청주나 맥주 등 당질이 많은 주류 대신 당질이 없는 위스키나 소주를 마시는 것만으로 지방간 지표를 나타내는 감마글루타밀트랜스펩티데이스γ-GTP 수치가 정상화되기도 합니다.

당질제한식으로 바이러스성 간염을 예방하지는 못하지만 NASH 등 지방간에 의한 간염은 예방할 수 있습니다. 간의 중성지방을 감소시키므로 간 질환도 개선할 수 있습니다.

고혈압은 신장 혈관을 손상시킨다

얼마 전까지만 해도 당질제한식은 신장병에 적용할 수 없을 거라 여겼습니다. 신장병에 고단백질식이 좋지 않다고 알려졌기 때문입니다. 당질제한식을 실천하면 결과적으로 단백질 비율이 높아집니다. 그래서 저는 당질제한식을 신장병에 적용하는 데 신중을 기했습니다.

그런데 연구가 진행되면서 고단백질이 신장병에 좋지 않다는 인식이 옳지 않았음을 깨달았습니다.

2012년 일본신장학회는 단백뇨와 같은 신장병이 있더라도 혈액의 신장 기능검사에서 사구체여과량eGFR이 60㎖/분 이상이면 단백질을 제한할 필요가 없다는 의견을 내놓았습니다.

또한 2013년 미국당뇨병학회는 영양요법에 관한 성명에서 당뇨병 신증 환자에게 단백질을 제한할 필요가 없다고 단언했습니다. 이에 따라 현재 당뇨병 신증이 있더라도 eGFR이 60㎖/분 이상이면 당질제한식을 실시할 수 있습니다.

당뇨병으로 인해 신장에 이상이 생기는 근본적인 이유는 혈당 조절이 잘 이루어지지 않기 때문입니다.

당질제한식을 하면 곧바로 혈당이 조절되므로 당뇨병 신증 예방에 효과가 있습니다. 이미 신증을 앓고 있더라도 치료될 가능성이 있습니다. 당질제한식의 선구자 중 한 사람인 미국인 의사 번스타인Richard K. Bernstein은 제1형 당뇨병 합병증으로 신증을 앓고 있었습니다. 단백뇨가 나타날 정도로 심각한 상태였지만 당질제한식을 시작하면서부터 정상 상태로 회복되었습니다.

제가 진료한 환자 중에도 신증 제3기에서 제1기로 회복된 사례가 여럿 있습니다. 고혈당은 신장 혈관을 손상시켜 당뇨병 신증 증상을 악화시킵니다. 당질제한식은 고혈당을 막아주는 치료의 가능성을 열어준 셈입니다.

▍당질이 많으면 호흡이 어려워질 수 있다

당질이 적은 식사는 호흡을 편하게 해준다는 장점이 있어 전반적인 호흡기 질환에 효과가 있습니다.

세계적인 제약회사 애보트 사[40]가 만드는 '풀모케어 Pulmocare'는 당질을 28%로 제한한 유동식입니다. 폐기종 환자를 위한 치료식으로 출시되었습니다.

왜 당질이 적으면 호흡이 편해질까요?

3대 영양소인 당질, 지방질, 단백질은 인간이 활동하는 데 필요한 열량을 풍부하게 함유하고 있습니다. 3대 영양소는 우리 몸에서 에너지원으로 쓰인 후 마지막으로 이산화탄소가 되어 폐를 통해 몸 밖으로 배출됩니다.

폐는 배출할 이산화탄소가 많을수록 부담이 커집니다. 그런데

---

[40] 애보트 사: 미국 시카고에 본사를 두고 있으며 보건의료 분야에서 세계적으로 선도적 역할을 하고 있는 다국적 기업이다.

3대 영양소가 배출하는 이산화탄소의 양이 모두 동일하지는 않습니다.

　호흡률이라는 말이 있습니다. 영양소가 체내에서 연소하는 에너지에 비해 어느 정도 이산화탄소를 배출하는가를 나타내는 수치입니다. 산소와 이산화탄소를 교환하는 폐가 가스 교환을 할 때 어느 정도 부담을 느끼는지를 보여주는 수치이기도 합니다.

　3대 영양소의 호흡률을 비교하면 다음과 같습니다.

당질 1
지방질 0.6~0.7
단백질 0.8~0.9

　위의 수치로 보아 가스 교환 시 가장 부담이 큰 영양소는 당질입니다. 3대 영양소 중 당질은 가장 많은 이산화탄소를 배출하기 때문에 폐에 큰 부담을 줍니다. 그러므로 부담이 큰 당질을 줄이면 호흡도 편해져서 폐질환을 앓는 환자에게 도움이 됩니다.

　호흡기 질환 전문의들은 누구나 다 알고 있겠지만 폐기종 치료식인 풀모케어는 폐기종뿐 아니라 다른 호흡기 질환에도 효과가 있습니다. 이치는 동일합니다.

　풀모케어가 아닌 당질제한식에서도 당연히 동일한 효과를 기대할 만합니다. 폐기종은 물론이고 알레르기 질환인 만성기관지염 등도 당질제한식으로 호흡이 편해집니다. 알레르기성 질환 전반에 걸쳐 당질제한식을 통해 개선된 사례가 많습니다. 그러므로 알레르기와 깊은 관련이 있는 기관지천식에도 당질제한식을 꼭 권합니다.

NOTICE 24

요통, 무릎 통증, 빈뇨 등의 고령자 질환도 관계가 있다

■ 비만이 허리와 무릎 통증을 악화시킨다

정형외과에서 중·노년층에게 당질제한식을 권장하는 사례가 늘고 있습니다. 당질제한식은 원래 당뇨병 치료식이었습니다. 그런데 아이러니하게도 일본에서는 당뇨병 전문의보다 다른 분야의 의사에게 환영받는 경우가 많습니다. 정형외과 분야에서도 당질제한식에 찬성하는 분들이 많습니다.

무릎이나 허리 통증으로 정형외과를 찾아본 분이라면 아시겠지만 정형외과에서는 의사가 체중 감량을 권하는 경우가 상당히 많습니다. 아무래도 비만으로 몸이 무거우면 무릎과 허리에 부담이 갈뿐더러 지방이 많으면 신경을 압박하기 때문입니다.

그런데 정형외과 의사는 증상을 개선하는 데 비만 해소가 효과적이라는 사실만 알 뿐 어떻게 체중을 감량할지에 대해서는 전문적으로 알지 못합니다.

다른 의료 분야의 지식을 참고하여 당질제한식을 권장하는 듯합니다. 과학적 근거나 평판 등을 조사해 보고 당질제한식이 효과가 있다고 판단했을 것입니다.

실제로 요추관 협착증으로 수술을 권유받았던 환자가 당질제한식을 실천하여 비만이 해소되자 수술할 필요가 없어진 사례도 있습니다.

이 질환은 신경 압박으로 생기는 병입니다. 나이가 들어 골격이 변형되면 신경을 압박해 통증이 발생하는데, 비만일 경우 지방이 신경을 압박하기도 합니다. 당질제한식으로 비만에서 벗어나면 신경의 압박이 줄고 증상도 개선됩니다.

물론 체중 감소로 무릎과 허리에 가해지는 부담이 줄어들어 자연히 개선되는 사례도 많을 것입니다. 당질 과다 섭취로 나빠졌던 혈액순환이 회복되어 근육과 신경에 좋은 영향을 줄 수도 있습니다.

이처럼 다양한 요인에 의해 당질제한식이 무릎과 허리 통증에 도움을 주는 경우가 많이 있습니다.

▌ **고령자 질환의 원인도 당질 과다**

고령으로 접어들면서 많이 나타나는 증상이 빈뇨와 요실금입니다. 이 증상들도 당질제한식으로 개선된 사례가 있습니다.

당질이 적은 식생활을 하면 혈액순환과 대사가 원활해져 방광의 수도꼭지 역할을 담당하는 괄약근 역시 튼튼해집니다. 빈뇨와 요실금 환자들 중 제법 많은 사람들의 증상이 개선됩니다.

제 블로그에는 치질이 좋아졌다는 글이 많이 올라옵니다. 20~30년 동안 치질을 앓던 분이 당질제한식을 시작하고부터 증상이 호전되어 지금은 완전히 나았다는 사례도 있습니다.

혈액순환이 회복되면서 치유력이 향상되었고 이것이 치질 개선으로 이어졌을 가능성이 큽니다. 당뇨병 치료나 비만 탈출을 위해 시작한 당질제한식이 뜻밖에도 다른 질환에 좋은 효과를 보였다는 사람이 상당히 많습니다.

이는 당뇨병과는 직접적인 관계가 없는 현상이며 혈액순환이 원활해짐에 따라 대사가 안정되어 나타난 효과라고 봅니다.

현대인은 이미 익숙해져서 깨닫지 못하지만 이 정도의 당질 과다 시대는 인류 역사상 유례를 찾아보기 힘듭니다. 확실히 인체에 지나친 부담을 주고 있습니다. 혈당치와 인슐린 양이 요동치며 갖가지 문제를 일으킵니다.

오늘날 일본에는 정신적으로나 육체적으로 권태감을 느끼는 사람이 늘고 있습니다. 나이가 들면 쉽게 피로해지는 것이 당연하다고 체념할 일이 아닙니다. 권태감도 당질 과다에서 비롯됩니다.

당질제한식을 시작하면 고령자들도 권태감이 사라집니다. 정신적으로나 육체적으로 지구력이 생겼다고 느끼는 사람도 많습니다.

실제로 60대 후반인 작가 미야모토 데루[41]씨는 당질제한식을 시작하고부터 체력이 좋아져 골프를 쳐도 피곤하지 않고 예전보다 일도 더 왕성하게 한다고 합니다.

건강을 위해 장거리 달리기를 하는 중년 이상의 사람들 중 당질제한식을 시작하고부터 기록이 좋아졌다는 사례도 많습니다. 즉 권태감은 단순히 나이 탓이 아니라 오랫동안 계속된 당질 과다 생활에서 비롯되었을 것이라는 생각입니다.

이제라도 당질 과다의 생활을 되돌아보고 당질제한식을 시작해야 합니다. 몸과 마음이 본연의 힘을 발휘하는 건강한 모습을 되찾으시길 바랍니다.

---

41 미야모토 데루(1947~2023년): 일본의 소설가. 효고현 고베시 출생. 1977년에 자신의 유년시절을 모티프로 한 소설 『진흙의 강』으로 데뷔하여 제13회 다자이 오사무상을 수상했다. 1978년에는 『반딧불 강』으로 제78회 아쿠타가와상을 수상했다.

Chapter 7

다이어트와 미용에도 효과가 있다

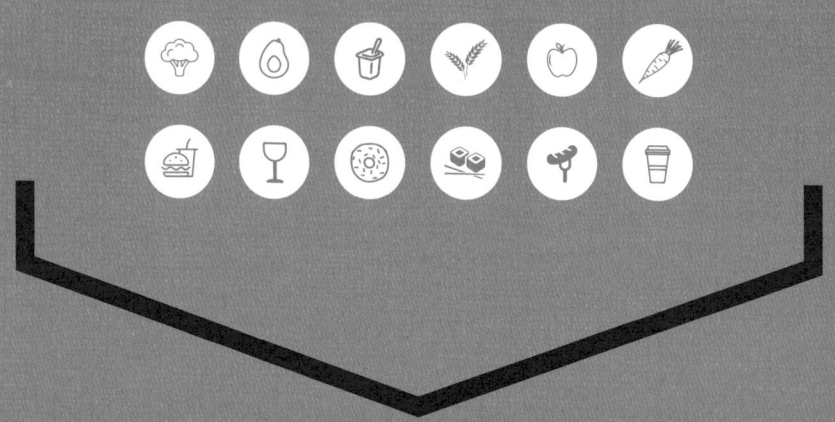

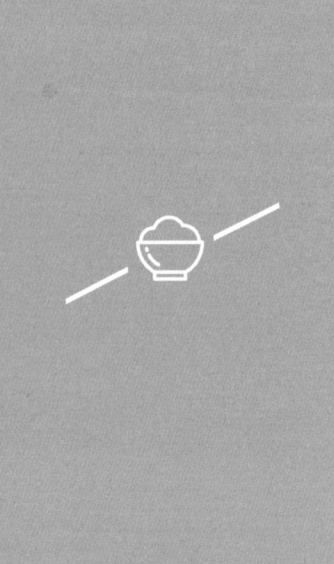

NOTICE 25

당질 섭취를 줄이면 살은 저절로 빠진다

▌인류 본연의 식사에 가까운 당질제한식

저는 당질제한식이야말로 인류 본연의 식사에 가까우며 인류의 궁극적인 건강식이라고 생각합니다. 인류가 탄생한 지 약 700만 년이 지났습니다. 그동안 인간의 신체기능은 진화를 거듭하여 현재에 이르렀습니다.

인류는 과연 언제부터 많은 양의 당질을 섭취하기 시작했을까요? 신석기시대부터 곡물 재배를 시작했으니 기껏해야 약 만 년 전입니다. 인간의 신체가 그에 맞춰 진화하기에는 너무나 짧은 시간입니다.

특히 현대 사회처럼 많은 사람들이 매끼 백미나 흰 밀가루 같은 정제 탄수화물을 먹기 시작한 것은 고작 100년 정도밖에 되지 않았습니다. 그로 인해 인간의 몸에는 예기치 못한 변화가 일어났습니다.

실제로 현대 사회에서는 다양한 생활습관병이 나타나고 있는데 이는 과다한 당질 섭취로 인간의 몸에 무리가 따르기 때문입니다.

반대로 말하면 당질이 적은 식생활이 인간의 신체에 가장 잘 맞습니다. 지금까지 설명한 바와 같이 당질제한식은 다양한 생활습관병을 예방하고 개선합니다. 이야말로 당질제한식이 인간 본연의 식사에 가깝다는 증거입니다.

당질제한식이 질병에 좋은 효과를 보이는 이유는 신체가 본래의 기능을 되찾기 때문입니다.

혈액순환이 원활해지고 혈당치 변동 폭이 작아지면서 호르몬이 균형을 이루고 대사도 안정됩니다. 아울러 신경계가 안정되고 면역력이 정상으로 돌아가 자연 치유력도 향상됩니다.

이렇듯 신경·면역·내분비계의 세 가지 슈퍼 시스템이 본래의 기능을 회복하면서 인간의 몸도 본래의 형태로 돌아갑니다.

당질제한식은 당뇨병 치료식으로 시작되었습니다. 당뇨병을 치료하기 위해서는 혈당치 조절과 비만 해소가 중요한데 당질제한식은 두 마리 토끼를 모두 잡을 수 있습니다.

당질제한식은 체중 감량 효과가 크지만 살이 지나치게 빠지는 부작용도 없으니 당뇨병이 아니더라도 미용과 건강을 위해 선택하는 사람들이 많습니다.

생각건대 과도한 비만은 인간의 자연스러운 모습이 아닙니다. 그런 점에서 건강하게 살을 빼는 것은 인간 본연의 모습으로 돌아간다는 것을 의미합니다.

인류 본연의 식생활에 가까운 당질제한식은 비만 해소 외에도 인간 본연의 모습을 되찾는다는 의미에서 몇 가지 미용 효과가 있습니다.

▍자연스러운 체형으로 개선

다카오병원에서는 당뇨병 치료를 위해 하루 세 끼 모두 당질을 제한(슈퍼 당질제한식, 부록 ① 참조)하도록 권장하고 있습니다.

인슐린이 제 기능을 하지 못하는 당뇨병 환자가 당질을 섭취하면 혈당치가 급격히 상승하여 합병증이 발생할 위험이 있으므로 당질의 양이 적을수록 예방 효과가 높습니다.

다만 당뇨병을 앓지 않는 사람이 미용을 목적으로 체중을 감량한다면 당질을 그렇게 엄격하게 제한하지 않아도 됩니다.

물론 간식을 비롯한 매끼 식사에서 당질을 줄이면 감량 효과가 크겠지만 당뇨병 환자가 아닌 사람은 인슐린 작용이 정상이므로 치료를 목적으로 한 식단만큼 당질을 엄격하게 제한할 필요는 없습니다.

건강한 사람이 미용을 목적으로 체중을 감량하려 한다면 다음과 같은 방법이 가장 합리적입니다. 감량 초기에만 아침부터 저녁까지 종일 당질이 많은 음식을 피하고 이상적인 체중에 도달한 뒤에는 저녁에만 당질이 많은 음식을 피하면서 체중을 유지하는 방법입니다.

또는 아침과 저녁에는 당질이 많은 음식을 피하고 점심에만 당질을 가볍게 섭취(스탠더드 당질제한식, 부록 ① 참조)하는 방법도 좋습니다. 점심을 주로 외식으로 해결하는 사람에게는 후자의 방법이 쉬울 것입니다. 이 방법을 통해서도 서서히 이상적인 체중을 만들 수 있으며, 그 이후로도 이상적인 체중이 유지됩니다.

가장 중요한 점은 인슐린이 지나치게 분비되지 않도록 하는 식생활입니다. 인슐린은 비만 호르몬입니다. 당질을 많이 섭취할수록 인슐린 필요량이 증가해 비만해지기 쉽습니다.

당질을 줄이면 인슐린 양이 감소해서 쉽게 비만해지던 몸이 본래의 리듬을 되찾고 인간 본연의 체형에 가까워집니다.

미용 측면에서 당질제한식을 통한 체중 감량의 장점은 신체의 자연스러움을 유지하는 선에서 살이 빠진다는 점입니다. 열량을 충분히 섭취하므로 살이 지나치게 빠지지 않습니다. 인체에 필요한 영양소를 충분히 섭취하니 건강을 해칠 염려도 없고 피부나 모발도 손상시키지 않습니다.

체형 측면에서도 여성의 가슴, 엉덩이 부분의 지방은 적당히 남고 복부, 등, 팔뚝, 허벅지 등의 지방은 줄어듭니다.

즉 인간 본연의 모습으로 되돌아가는 셈입니다. 아름다움이란 주관적인 문제라서 사람마다 기준이 다릅니다. 하지만 분명한 점은 인간 본연의 모습이라 함은 자연스러운 상태의 외모를 말합니다. 자연스러운 모습을 아름답다고 느끼는 것 또한 인간 본연의 관점입니다.

당질을 제한하는 식사는 현대인들이 평소 습관적으로 즐기는 식사보다 인간에게 자연스럽습니다.

미용을 목적으로 체중을 감량하고자 한다면 우리 몸에 알맞은 식사로 자기 본연의 자연스러운 신체를 되찾기를 권합니다.

NOTICE 26

건강한 모발, 긴 속눈썹, 매끄러운 피부를 되찾는다

▎**모발과 속눈썹이 되살아난다**

당질제한식의 미용효과 중 하나는 건강한 모발입니다. 가늘어진 머리카락이 굵어지고 끝이 갈라지던 머리카락도 건강해집니다. 머리숱이 많아지는 사람도 있습니다.

당질제한식으로 혈액순환이 원활해졌기 때문입니다. 당질이 많은 식생활은 혈당치를 급격히 변화시킵니다. 아무리 건강한 사람이라도 매끼 많은 양의 당질을 섭취하고 하루에도 몇 번씩 당질이 많은 간식을 먹으면 당질을 섭취할 때마다 혈당치가 일시적으로 급상승합니다.

혈당이 많으면 혈액이 끈적끈적해져서 순환이 잘되지 않습니

164

다. 또 혈당치가 올라가면 인슐린이 분비되어 비만해지기 쉽습니다. 비만해지면 혈액 속 중성지방과 콜레스테롤이 더 많아지고 혈액순환은 더욱 나빠집니다. 이는 머리카락에 영양을 공급하는 미세한 혈관에까지 영향을 줍니다. 혈액순환이 나빠지면서 머리카락은 영양 부족 상태에 빠집니다.

결국 머리카락이 가늘어지거나 손상 후 제대로 회복되지 않아 끝이 쉽게 갈라집니다. 모근에 충분한 영양이 공급되지 않아 머리카락도 많이 빠집니다.

당질을 제한하면 온몸의 혈액순환이 원활해져서 모발에 영양을 공급하는 모세혈관에도 충분한 혈류가 공급됩니다.

따라서 가늘어진 머리카락이 굵어지고 손상된 모발의 회복이 빨라져 쉽게 갈라지지 않습니다. 모근이 남아 있다면 머리카락이 자라나 머리숱이 많아지기도 합니다.

당질제한식의 미용효과는 모발의 건강만이 아닙니다. 30대가 넘어가면 속눈썹이 짧아진다고들 합니다. 나이를 먹을수록 속눈썹이 짧아져 인조 속눈썹을 붙이거나 마스카라를 듬뿍 발라 속눈썹을 길게 만드는 여성이 많습니다.

당질제한식을 실천하는 여성 중에 "속눈썹이 젊었을 때만큼 길어졌다."라는 사람이 많은데 이 역시 혈액순환이 좋아진 결과입니다.

▍살결이 매끄러워진다

당질제한식은 피부에도 좋은 영향을 줍니다. 앞서 아토피성 피부염이 개선된다는 이야기를 했습니다. 아토피성 피부염은 건조한 피부에서 일어나기 쉬운데 당질제한식을 하면 피부가 건조해지지 않습니다. 이 점이 아토피 개선에 도움을 줍니다.

이러한 현상은 아토피가 아닌 사람에게도 일어납니다. 당질제한식을 하면 거의 모든 사람의 피부가 촉촉해지고 윤이 납니다.

저도 예전에는 겨울철마다 피부가 건조해져서 각질이 일어날 정도로 꺼칠꺼칠했습니다. 하지만 당질제한식을 시작하고 나서는 겨울에도 피부가 건조해지지 않습니다. 피부가 건조하니 손톱 옆에 거스러미도 자주 생겼는데 그 역시 사라졌습니다.

피부가 촉촉해지는 이유 또한 당질제한식으로 혈액순환이 원활해졌기 때문입니다. 피부 세포에 영양을 공급하는 혈관에 충분한 혈류가 도달하여 수분량이 많아진 것입니다.

혈액순환이 원활해지면 피부 세포가 건강을 되찾습니다.

따라서 혈색이 좋아지고 살결도 매끄러워져 건강한 피부를 되찾습니다. 요컨대 피부 미용에 효과가 있습니다. 당질제한식이 가져다주는 또 다른 엄청난 이점은 바로 미용 효과입니다.

NOTICE 27

마음도 얼굴도
온화해진다

▌정신을 안정시켜 얼굴을 온화하게

겉으로 보이는 아름다움을 추구하는 것이 미용이라면 빼놓아서는 안 될 요소가 또 하나 있습니다. 바로 정신적인 변화입니다. 얼굴이 아무리 예뻐도 마음에 가시가 돋쳐 있으면 표정으로 드러나는 법입니다. 늘 어두운 표정만 짓고 있으면 주변 사람들의 눈에 예뻐 보일 리 없습니다.

당질제한식을 하면 차츰 마음이 안정되어 온화해지는 경향이 있습니다.

당질제한식은 고기와 생선을 많이 먹습니다. 얼마 전 일본에서는 '육식계 여자⁴²'라는 표현이 유행했습니다. 그 영향인지 고기를 많이 먹으면 공격적으로 변할 것 같지만 실제로는 정반대입니다.

당질이 많은 식습관은 사람을 불안정하게 하여 쉽게 흥분하도록 만들고, 당질이 적은 식습관은 사람을 온화하게 해주는 경향이 있습니다.

예를 들어 성경의 구약 성서에 나오는 카인과 아벨 형제 이야기⁴³에서도 공격적인 쪽은 농사짓는 형이고 사냥꾼인 동생은 온화하게 그려져 있습니다. 기원전 사회에서는 그러한 인식이 자연스러웠다는 것을 엿볼 수 있습니다.

과거 아메리카 원주민도 수렵 생활을 하는 온화한 민족이었습니다. 이들은 농경민족인 개척자들에게 쉽게 땅을 뺏기고 맙니다.

일본의 조몬 시대도 마찬가지입니다. 수렵과 채집이 중심이었던 이 시대에는 대규모 살육이 존재하지 않았습니다. 전쟁이 일어난 것은 농경이 시작된 이후입니다. 야요이 시대⁴⁴ 화석에서 심심

---

42 육식계 여자: 일본에서 연애에 적극적이고 남성을 리드하는 여성을 가리키는 신조어이다. '초식남'의 반대 개념.
43 카인과 아벨 형제 이야기:『구약성서』창세기 4장 1절~16절에 실린 인류 최초의 살인 이야기이다. 카인은 하느님이 동생 아벨의 제물만 반기고 자신의 제물은 반기지 않자 분노하여 동생을 죽인다.
44 야요이시대: 조몬 시대 이후 기원전 300년경부터 기원후 300년경까지의 기간. 조개 무덤에서 곡식을 담은 '야요이'라는 질그릇이 발견되어 이 시기에 농사가 시작되었음을 알 수 있다.

치 않게 발견되는 화살촉은 그 시대에 전쟁이 존재했음을 보여줍니다.

이렇듯 역사를 살펴보아도 농경민족보다 수렵민족이 더 온화했음을 알 수 있습니다. 현대도 마찬가지입니다.

앞서 정신질환 관련 항목에서도 설명했지만 당질제한식을 하면 정신적으로 안정됩니다. 꼭 우울증에만 해당되는 이야기는 아닙니다. 당질을 제한한 식사를 하다 보면 대부분 정신적 안정을 느낍니다. 주변 사람들에게 '온화해졌다'는 이야기도 듣습니다.

▮ 내 자신의 성격 변화

사실은 저도 당질제한식으로 내면이 크게 변한 사람 중 하나입니다. 최근 몇 년 사이에 알게 된 사람들에게는 '온화하다'라는 말을 자주 듣지만 예전부터 알고 지낸 친구들은 제 급한 성격을 잘 알고 있어서 180도 변한 제 모습을 보고 깜짝 놀라곤 합니다.

저는 대학 시절에 학생운동을 했는데 당시 별명이 '에베 도톡신'이었습니다. 복어가 가진 맹독 테트로도톡신tetrodotoxin에서 따온 이름입니다. '복어 독보다 무서운 에베 도톡신'이라 불릴 만큼 공격적인 성격이었습니다.

참을성 없고 조급한 성격은 의사가 되어서도 변함이 없었습니다. 40대까지만 해도 병원에서 간호사가 실수를 하면 "뭐 하는 짓이야!"라고 호통을 치거나 끓어오르는 분노를 참지 못해 험상궂은 표정을 지었습니다. 제 스스로도 그런 성격을 늘 바람직하지 않다고 여겨서 심리요법 등을 배워 화를 가라앉히려 노력했습니다.

그러나 당질제한식을 시작하고 나서는 초조해하거나 화가 치미는 일 자체가 현저히 줄었습니다. 그전에는 화를 억누르며 온 힘을 다해 참아야 했지만 지금은 그럴 필요가 없습니다.

다른 사람이 실수나 잘못을 해도 화를 내지 않고 '뭐, 실수는 누구나 하는 법이지.'라고 대수롭지 않게 생각하게 되었습니다. 경우 없는 행동을 하거나 예의 없는 사람을 봐도 '분명 저 사람에게 뭔가 나쁜 일이 있었을 거야.'라며 넘어갑니다.

어느 날 아내가 신용카드와 열쇠를 잃어버려 한바탕 소동이 난 적이 있었습니다. 저는 '이미 잃어버렸으니 어쩔 수 없지.'라고 여기고 아무렇지 않게 뒷일을 어떻게 처리할지 대책을 세웠습니다. 예전 같았으면 '정신이 있는 거야 없는 거야! 이제 어떡할 건데!'라며 소리를 질렀을 게 분명합니다.

간호사와 차를 타고 가다가 골목에서 갑자기 다른 차가 튀어나오는데도 차분하게 차를 세워 별일 없이 넘어간 적도 있습니다. 오히려 조수석에 있던 간호사가 큰 소리로 "뭐야, 저 차!" 하며 경악했습니다. 왜 그러냐고 물으니 "선생님은 화도 안 나세요? 우리

남편이면 고래고래 소리치며 화를 냈을 거예요."라며 놀란 표정을 지었습니다.

저 스스로도 많이 변했다고 느낍니다. 그리고 이러한 변화는 분명 당질제한식과 관련이 있다고 생각합니다.

▌화를 내지 않는 온화한 성격으로 변한다

하루에도 몇 번씩 많은 양의 당질을 섭취하는 습관이 이어지면 혈당치가 크게 오르내립니다.

단적인 예는 기능성 저혈당입니다. 당질을 섭취하면 혈당치가 급격하게 상승하여 많은 양의 인슐린이 분비됩니다. 이로 인해 이번에는 혈당이 급격히 떨어지며 저혈당이 일어납니다. 이때 아드레날린이 분비되면서 화를 내게 됩니다.

극단적이지는 않더라도 당질을 매일 자주 섭취하면 인슐린이 과다 분비되고 혈당치가 낮아져 화를 자주 내게 됩니다.

개인차는 있겠지만 혈당이 일정 수준 아래로 내려가면 아드레날린이 분비됩니다. 아드레날린은 흥분 작용을 합니다. 흥분한 상태에서는 화를 내기 쉬우므로 당질이 많은 일상생활을 계속하는 사람은 노상 화를 내며 살지도 모릅니다.

호르몬과 감정의 관계는 복잡해서 인슐린과 아드레날린만으로 완벽하게 설명할 수는 없습니다. 다만 당질이 많은 식생활이 호르몬 밸런스와 대사를 무너뜨리기 쉽다는 사실은 분명합니다. 즉 감정 기복이 심해질 가능성이 높습니다.

당질제한식은 사람의 성격을 온화하게 바꾸는 경향이 있습니다. 개인차는 있지만 실제로 당질제한식을 실천하는 사람 중에는 정신적으로 안정된 사람이 많습니다.

마음은 눈에 보이지 않지만 마음이 변하면 표정이 변합니다. 표정이 변하면 얼굴이 변하고 어느 순간 눈에 띄는 변화가 나타납니다.

저 같은 남성이 온화해져서 언제나 방긋방긋 웃어본들 그다지 아름답지 않겠지만 여성이 온화해지면 얼굴이 부드러워져서 주위 사람들이 그 사람을 보며 '예뻐졌다'고 생각할 것입니다.

당질제한식으로 정신적인 안정을 되찾아 마음과 생김새가 온화해지고 상냥해지면 당연히 미용 면에서도 아름다워질 것입니다.

NOTICE 28

식사에
필수영양소가 아니다

▌당질제한식에 영양학상 문제는 없다

당질을 줄이면 병에 걸릴 것이라고 생각하는 사람이 있는데 이는 과학적 무지에서 비롯된 오해입니다.

당질은 인체에 필수영양소가 아닙니다. 필수영양소란 사람에게 없어서는 안 되지만 인체에서는 만들지 못하는 물질입니다. 필수 아미노산, 필수 지방산, 비타민, 미네랄, 미량 원소 등이 그것입니다.

이들 영양소는 사람의 신체에서는 합성할 수 없기 때문에 반드시 식사로 보충해야 하며 그렇지 않으면 병에 걸립니다. 분명 사람에게도 최소한의 포도당이 필요합니다. 혈액 속에 포도당이 없으면 적혈구가 움직이지 못해 사람은 죽습니다.

그러나 포도당은 꼭 식사로 당질을 섭취하지 않아도 단백질과 지방으로 충분한 양을 확보할 수 있습니다. 인간에게는 포도당 신생합성(제4장 노티스 12 참조)이라는 기능이 있어서 아미노산이나 젖산으로 포도당을 만들어 냅니다. 게다가 포도당 신생합성 기능은 매우 뛰어나서 식사로 섭취하지 않더라도 인체가 필요로 하는 포도당은 부족하지 않습니다.

이는 생리학적으로 확인된 내용이며, 과학적으로 논란의 여지가 없는 사실입니다. 식사를 통해 섭취해야 하는 당질의 최소 필요량은 '0'입니다.

전 세계 영양학자들에게 이것은 상식으로 통합니다. 당질이 줄어든다고 해서 병에 걸릴 염려는 전혀 없습니다. 국제식사에너지 컨설테이션 그룹의 보고서에도 '당질의 이론적 최소 필요량은 제로다'라고 명기되어 있습니다.

▌비타민 부족도 걱정 없다

당질제한식을 놓고 일부에서는 비타민 부족을 우려하기도 합니다. 그러나 제가 권장하는 당질제한식은 당질을 전혀 섭취하지 말라는 이야기가 아닙니다. 채소를 풍부하게 섭취하기 때문에 비타민이 부족할 염려가 없습니다.

비타민 C는 인체에서 합성하지 못하므로 반드시 음식을 통해 보충해야 합니다. 잎채소 등에는 비타민 C가 풍부하게 들어 있어 섭취를 적극 권장하고 있습니다. 잎채소에는 얼마간의 당질도 포함되어 있습니다.

따라서 당질을 제로로 만들기는 불가능하지만 잎채소에는 당질의 함유량이 낮아서 많은 양을 먹어도 한 끼 식사에서 섭취하는 당질의 양은 10~20g 이하입니다. 이 정도로는 혈당치도 그다지 상승하지 않고 인슐린 분비량도 적어서 뛰어난 체중 감량 효과가 있습니다.

해조류나 버섯 등도 섭취하므로 식이섬유가 부족하지 않습니다. 또한 고기나 생선, 달걀 등을 먹기 때문에 필수 아미노산이나 필수 지방산 등 우리 몸에 꼭 필요한 영양소는 모두 섭취할 수 있습니다. 따라서 건강 보조 식품을 따로 복용할 필요가 없습니다.

그러나 평상시 운동량이 아주 많은 사람이라면 종아리에 쥐가 나는 등 근육 경련을 일으킬 수 있으므로 이때는 저렴한 가격의 칼슘이나 마그네슘 보충제로 예방하면 됩니다.

근육 경련은 술을 많이 마시거나 몸이 차가워졌을 때 발생하며 당뇨병 환자에게도 일어나기 쉽습니다. 이 또한 원인은 혈액순환 장애입니다.

근육을 담당하는 말초 신경에 칼슘이나 마그네슘이 충분히 공급되지 않았을 때 근육에 경련이 일어납니다. 혈액순환이 나쁘면 칼슘과 마그네슘이 제대로 전달되지 않습니다.

　운동 중에 경련이 일어나는 이유는 땀을 많이 흘려 신체의 수분량이 줄어들면서 혈액순환이 나빠지기 때문입니다. 영양제로 보충해준다면 충분히 방지할 수 있습니다.

　하지만 운동량이 많은 사람이라도 종아리에 쥐가 나는 현상은 당질제한식을 시작한 초기에만 해당됩니다. 당질제한식을 하는 동안 혈액순환이 원활해져서 나중에는 영양제를 먹지 않아도 경련이 일어나지 않습니다.

　요컨대 당질 이외의 영양소를 충분히 섭취한다면 당질제한식을 해도 영양제나 건강보조식품 없이 자연스럽게 신체의 건강을 유지할 수 있습니다.

Chapter 8

당질 과다 문화를 바꿔야 산다

NOTICE 29

건강한 삶을 위해서는 '맞춤형 다이어트'가 필요하다

▌당질 과다는 현대인의 숙명

현대인을 괴롭히는 많은 병들이 지나친 당질의 식습관에서 비롯되었을 개연성이 있습니다.

당뇨병은 물론이고 대사증후군, 비만, 고혈압, 뇌졸중, 암, 심장병, 알츠하이머병 등은 모두 고혈당이나 고인슐린혈증과 연관이 있다는 연구 결과가 있습니다. 당질 과다가 얼마나 무서운지를 보여줍니다.

정체가 확실하지 않거나 치료법을 잘 모르는 병들도 늘어나고 있습니다. 생활습관병으로 분류되는 병들이 주된 예입니다. 이러한 병들이 당질제한식으로 개선되는 사례를 저는 많이 경험했습니다. 꽃가루 알레르기, 알레르기성 비염, 천식, 심상성건선, 우울증, 기능성 저혈당 등이 그것입니다. 이러한 질병들이 치유되는 것을 경험하면서 원인이 알려지지 않은 병의 대부분이 '당질과다병'이 아닐까 하는 생각까지 듭니다.

그러나 전 세계 70억 인류가 살아가기 위해서는 식재료로서 당질이 꼭 필요한 것이 현실입니다.

당질이 많이 포함된 대표적인 식품에 쌀이나 보리 등이 들어 있습니다. 이들 곡류가 없다면 인류 전체가 엄청난 칼로리 부족에 빠져 몇십억 명에 이르는 사람들이 굶어 죽을 것입니다. 현시점에서 당질은 필수불가결한 존재입니다.

건강에 좋지 않다는 사실은 알지만 당질 섭취를 전면적으로 그만둘 방도는 없습니다. 건강과 당질을 둘러싼 문제는 현대 사회의 숙명적인 모순인지도 모릅니다.

▎인간 영양학이 가르쳐주는 것들

유럽과 미국의 의학 교육에서는 '인간 영양학'이라는 과목이 필수입니다. 안타깝게도 일본에서는 아직 거의 가르치지 않습니다.

영국에서 인간 영양학의 대표적인 교재로 사용되는 『인간 영양학: 기초·식사·임상』 제10판(J.S. Garrow, W.P.T. James, A. Ralph 편)에는 다음과 같은 내용이 있습니다(이하 요약).

"인류의 역사는 길고, 인류의 소화기관은 탄수화물을 일상적으로 섭취하는 데 적응하지 못했다. 특히 정제된 탄수화물에 의한 급격한 혈당치 상승과 인슐린 분비가 다양한 질병의 원인이 되고 있다."

즉 인간 영양학에서 봤을 때 당질이 많은 식생활은 인간의 신체에 맞지 않다는 뜻입니다. 특히 백미나 흰 밀가루 등의 정제 탄수화물은 혈당치를 급격히 높이므로 많은 양의 인슐린을 필요로 하여 위험합니다.

인류가 탄생한 이래 약 700만 년 동안 대부분의 기간은 수렵, 어로, 채집으로 식재료를 얻었습니다. 즉 고기와 생선을 중심으로 한 식생활이 일반적이었고 당질이 많은 식재료를 먹는 일은 드물었습니다. 인간이 많은 양의 당질을 섭취하게 된 것은 밀가루와 쌀을 재배하기 시작한 겨우 만 년 전부터입니다.

인간 영양학에서 1만 년은 지나친 당질에 적응하거나 진화하기에 턱없이 부족한 시간이라고 말합니다. 인간의 신체 구조는 그 이전의 약 700만 년 동안 지속되었던 당질이 적은 생활에 맞춰서 만들어져 있다고 합니다.

1세기 전만 해도 생활습관병이 지금만큼 많지는 않았습니다. 당시 사람들은 지금과 비교도 안 될 정도로 몸을 많이 사용했기 때문입니다. 당질을 많이 섭취하더라도 식사 전후에 일상적으로 유산소운동을 하면 근육이 혈당을 사용하여 인슐린을 많이 쓰지 않아도 혈당치가 내려갑니다. 그런 까닭에 예전 사람들은 고혈당이나 고인슐린혈증을 일으키지 않았고 생활습관병도 드물었던 것입니다.

또한 그들은 쌀이나 보리 등의 곡물을 거의 정제하지 않고 현미와 통밀로 먹었습니다. 정제되지 않은 곡물일수록 혈당치가 쉽게 올라가지 않고 추가로 분비되는 인슐린 양도 아주 적습니다. 불과 약 100년 전까지만 해도 생활습관병이 적었던 이유입니다.

그러나 현대 사회에서 문명이 발달함에 따라 자동차나 철도 등의 이동수단이 널리 보급되고 노동도 기계화가 되면서 일상생활에서 몸을 움직일 기회가 현저하게 줄었습니다. 게다가 곡물을 정제하여 백미나 흰 밀가루로 먹는 것이 일반화되었습니다.

요컨대 당질이 많은 곡물을 혈당치가 오르기 쉬운 정제 상태로 먹고, 식사 전후에 운동도 그다지 하지 않으며, 급격히 오른 혈당치를 많은 양의 인슐린 분비로 떨어트리는 생활을 하고 있습니다.

그렇지 않아도 당질이 많은 식생활에 맞지 않는 인간의 몸이 혈액순환 장애, 대사 장애, 면역력 약화 등 다양한 형태로 균형을 잃고 질병을 일으키는 것은 당연하다고 생각합니다.

그러나 70억 인류가 살아가는 데 곡물 등의 당질은 반드시 필요합니다. 그렇다면 우리는 어떻게 해야 당질과 잘 공생할 수 있을지 곰곰이 생각해 보아야 합니다. 누가, 무엇을, 어떻게 먹어야 할까요? 이제 우리는 이 문제들을 진지하게 생각할 필요가 있습니다.

▌맞춤형 식생활을 연구하자

앞으로 남은 인생을 건강하게 살고 싶다면 각자 자신의 상황에 맞게 생각해야 합니다.

자신에게 맞는 식생활을 찾고 실행하는 것을 저는 '맞춤형 다이어트'라고 부릅니다. 예를 들어 일상에서 어느 정도 운동량이 많은 사람은 적당량의 당질을 섭취해도 질병에 걸릴 위험이 비교적 낮습니다.

백미를 많이 먹을수록 당뇨병에 걸리기 쉽다는 연구가 몇몇 있습니다. 하지만 그 연구 결과에 따르면 운동량이 많은 여성은 백미를 많이 먹어도 당뇨병에 걸릴 위험이 높지 않다고 합니다.

자신의 운동량에 맞게 당질 섭취량을 조절할 필요가 있습니다.

물론 곡물은 정제되지 않은 것을 먹는 편이 좋습니다. 통현미나 통밀이 좋다는 사실은 운동량과 관계없이 모든 사람에게 공통 사항입니다.

이미 당뇨병이나 생활습관병을 앓고 있는 사람은 당질의 양 자체를 줄이는 당질제한식을 실행하여 질병을 개선하기 위해 노력해야 합니다.

건강한 사람이라도 가능하면 평소의 운동량에 따라 당질의 양을 줄임으로써 생활습관병을 예방하는 것이 바람직합니다.

이처럼 맞춤형 다이어트는 얼마만큼의 당질을 어떤 형태로 섭취할지를 개인의 생활 방식에 맞게 조절함으로써 당질을 건강하게 섭취하자는 개념입니다. 부록의 식품별 당질의 양을 살펴보고 앞으로 어떤 식품을 어떻게 조리해서 먹어야 할지 생각해 보고 실생활에 활용하길 바랍니다.

NOTICE 30

자신의 본능과 타협하며 당질을 줄여야 산다

▌당질을 원하는 욕구는 인간의 본능

당질을 섭취하면 혈당치와 인슐린 수치가 높아져 생활습관병에 걸릴 우려가 있음을 머리로는 이해하지만 현실적으로 실천하기 어렵다는 사람들이 많습니다.

사실 현대 사회에서 당질을 이토록 지나치게 섭취하게 된 것은 인류의 숙명인지도 모릅니다.

고대 인류에게 당질이란 어떤 존재였을까요?

주로 멧돼지 같은 짐승을 사냥하거나 물고기를 잡아 식재료를 얻던 시절에 당질은 채집을 통해 아주 가끔 먹는 영양소였습니다. 당질은 고기와 생선에는 거의 포함되어 있지 않고 천연 과실이나 나무 열매, 야생의 뿌리줄기 식물 등에만 포함되어 있기 때문입니다.

　곡물을 재배하지 않던 시절에는 당질이 많이 함유된 과일이나 나무 열매, 뿌리줄기 식물은 특정 계절에만 얻을 수 있었습니다.

　당질은 열량을 얻기 쉬우므로 아주 오래전 사람들은 과일이나 나무 열매를 손에 넣으면 큰 행운으로 여겼습니다. 그들이 이 행운을 함부로 허비했을 리 없습니다.

　인체는 당질을 섭취하면 지방으로 축적하려는 기능이 있습니다. 지금은 인슐린이 주로 혈당치를 낮추는 호르몬으로 알려져 있지만 원래는 당질을 피하지방 등의 형태로 축적시키는 호르몬이었으리라 짐작합니다.

　지방 축적은 인류의 생존 가능성을 높여주었습니다. 체지방은 굶주림에 맞서는 유일한 안전 대책이었습니다. 오래전 인류는 항상 굶주림에 노출되어 있었습니다. 과일 같은 행운의 식재료를 먹고 축적한 피하지방의 양에 따라 굶주림에서 살아남을 수 있을지 없을지가 결정되었습니다. 당질이 많은 식재료를 더욱 많이 먹어서 더 많은 피하지방을 축적하기를 인간은 본능적으로 원하고 있었을 터입니다.

　그러다 시대가 변했습니다. 먼 옛날과는 다르게 많은 양의 당질을 매우 저렴한 가격으로 손쉽게 구입하는 시대가 되었습니다. 그럼에도 인간의 신체기능은 기본적으로 먼 옛날과 다름없고 본능

또한 변하지 않았습니다.

모든 사람이 많은 양의 당질을 앞다투어 먹게 되면서 자신의 신체 기능이 미처 대비하기도 전에 당질 과다에 빠져 생활습관병을 얻은 것입니다.

인간의 본능이라는 관점에서 봤을 때 오늘날처럼 당질이 풍부한 시대를 살아가며 당질 과다에 빠지는 것은 인간의 숙명이라는 생각이 듭니다.

▌여성은 본능적으로 탄수화물에 의존하기 쉽다

남성에 비해 여성이 많은 양의 당질을 원하는 현상은 인간의 본능상 당연한 일입니다. 인류라는 생물종에게 여성의 지방량은 생존을 결정짓는 의미를 가지기 때문입니다.

인간이라는 동물, 특히 현세 인류가 다른 동물보다 종을 보존하기에 유리했던 이유는 여성에게 많은 양의 지방을 축적하는 기능이 있었기 때문입니다. 임신 중인 여성은 많은 양의 지방을 축적하기 때문에 두 달 동안 물만 마셔도 어머니와 배 속의 아이가 다 살아남을 수 있습니다.

이는 땅 위에 사는 다른 동물에서는 볼 수 없는 특징이며 오늘까지 인류를 존속시켜온 커다란 장점입니다.

오늘날의 여성도 더 많은 당질을 섭취해 피하지방을 축적하려는 본능이 있습니다. 여성이 단 음식을 좋아하는 이유는 그런 본능과 무관하지 않습니다. "과자 없이는 못 산다."라고 말하는 여성들도 적지 않습니다.

예로부터 감자, 밤, 호박 등은 여성이 좋아하는 음식으로 손꼽혔습니다. 그만큼 탄수화물이 많은 식품을 좋아했다는 뜻입니다. 실제로 탄수화물 의존증은 여성이 확연히 많습니다. 여성들이 단 음식과 탄수화물을 좋아하는 이유는 혈당치가 높아지면 베타 엔돌핀β-endorphin이라는 쾌락 유발 물질이 나오기 때문이라고 설명하는 사람도 있습니다. 기호의 문제가 그리 단순하지는 않겠지만 적어도 본능이라고 생각하면 어느 정도 이해가 됩니다.

당질을 손쉽게 먹을 수 있는 현대 사회에서 여성에게 단순히 "당질 과다는 몸에 해롭다."라고 이야기한들 쉽게 당질을 줄이지 못하는 점도 수긍이 갑니다.

물론 남성도 당질을 섭취하고 싶은 본능이 있습니다. 남성 역시 굶주림이 당연시되던 시대를 오래 살아남아 온 인류의 후예입니다. 남성도 당질이 넘치는 현대 사회에서 당질을 지나치게 섭취할 위험이 있습니다. 당질 섭취 욕구는 인류의 본능이지만 당질 과다는 우리의 목숨을 앗아 갑니다.

어떻게 하면 당질과 조화롭게 공생할 수 있을지에 대한 문제는 당질이 풍부한 현대 사회에서 조속히 해결해야 할 과제입니다.

맞춤형 다이어트의 관점에서 '단 음식을 먹고 싶다'라는 본능적인 욕구도 충족시켜줄 필요가 있겠지요.

십여 년 전 제가 『당뇨병엔 밥 먹지 마라』라는 책을 출간하면서 일본 사회에 처음으로 당질제한식을 소개했을 무렵에는 이러한 욕구를 충족할 방법이 거의 없었습니다.

하지만 최근 몇 년 동안 당질제한식의 인지도가 올라가자 대기업과 중소기업을 막론하고 과자 회사마다 당질을 낮춘 상품을 속속 출시했습니다.

이제 점점 당질 제한이 필요한 시대로 접어들고 있습니다.

인간은 나약한 존재인지라 본능을 거스르기는 불가능합니다. 당질 과다 섭취가 해롭다고 해서 단 음식을 전혀 먹지 말라고는 못합니다.

대신 건강을 해치지 않도록 혈당치가 오르지 않는 과자를 고르거나 에리스리톨[45] 성분의 감미료를 사용하는 등 본능과 타협하는 방법을 찾는 것이 중요합니다.

---

45 에리스리톨: 당알코올의 일종. 1848년 영국의 화학자 스텐하우스(John Stenhouse, 1809~1880년)가 처음 발견하였다. 설탕의 60~70%에 상당하는 단맛을 내나 열량은 설탕의 1/20 수준으로 낮은 데다 구강 세균이 양분으로 쓰지 못한다는 특징이 있어 대체 감미료로 쓰인다. 물에 녹을 때 주위의 열을 흡수하는 성질 덕분에 입안이 시원해지는 느낌을 주어 치약에 첨가하기도 한다.

NOTICE 31

당질제한식은
경제 부활의 기폭제

▎**당질제한식은 의료비 대폭 절감으로 이어진다**

오늘날 일본은 초고령 사회[46]라서 의료비 증가가 국가 재정을 압박하고 있습니다. 의료비는 정부뿐 아니라 전 국민의 골머리를 썩게 하는 사회 문제입니다. 이에 대한 대책이 늦어질수록 국가 재정은 파탄에 빠져 경제는 실추될 것입니다.

그렇다고 단순하게 의료비를 삭감하면 의료서비스의 품질이

---

[46] 전체 인구 중 65세 이상의 비율이 7% 이상인 사회를 고령화 사회, 14% 이상을 고령 사회, 20% 이상을 초고령 사회라 한다. 일본은 2005년 세계 최초로 초고령 사회에 진입하였고 2014년 현재 고령자 비율은 25.9%이다. 한국은 2024년 65세 이상 고령인구가 1000만 명을 넘어섰다. 연말쯤 초고령사회로 진입할 것으로 예상된다.

저하되어 질병으로 고통받는 사람이 늘어나는 비극이 만연해집니다. 서비스의 질적 저하를 피하면서 전체적으로 의료비를 축소하는 방안을 찾아야 합니다.

당질제한식은 의료비를 절감하는 측면에서도 커다란 효과가 있습니다. 현재 일본에서 발생하는 의료비 중 당질 과다로 인한 생활습관병 치료에 드는 비용은 막대합니다. 당뇨병과 관련한 병만으로도 엄청난 의료비가 듭니다.

당질제한식을 하면 대부분의 제2형 당뇨병 환자는 약을 먹을 필요가 없어집니다. 모든 당뇨병 환자가 당질제한식을 한다면 현재 당뇨병 치료약에 들어가는 엄청난 의료비를 절감할 수 있습니다.

일본에서는 약 30만 명의 인공투석 비용으로 연간 약 15조 원이 발생합니다. 이 중 3분의 1이 당뇨병으로 인한 합병증입니다. 만약 당질제한식으로 당뇨병성 신증을 예방한다면 약 5조 원이라는 어마어마한 의료비를 절감할 수 있습니다. 일본에서 인공투석에 드는 전체 비용의 3분의 1에 해당하는 금액입니다.

그 외 당뇨병성 망막증이나 신경장애도 당질제한식으로 예방 가능하므로 이러한 측면에서도 의료비 절감을 기대할 수 있습니다.

예방 효과를 생각하자면 의료비 절감의 가능성은 이뿐만이 아닙니다. 인공투석 관련 통계를 자세히 살펴보면 놀라운 사실이 드러납니다. 매년 신규 인공투석 환자의 44%(약 16,000명)는 당뇨병성 신증 환자입니다. 인공투석을 받는 전체 환자 수에서 당뇨병성 신증 환자가 차지하는 비중은 3분의 1뿐입니다. 곰곰이 생각해보면 조금 이상합니다.

매년 당뇨병으로 44%의 신규 인공투석 환자가 나온다면 전체 환자 수에서도 44%가 당뇨병성 신증을 차지해야 할 텐데 왜 실제로는 33%뿐일까요?

이는 다른 질환에 의한 인공투석 환자보다 당뇨병성 신증 환자의 사망률이 높기 때문입니다. 즉, 당뇨병성 신증을 앓는 사람이 빨리 사망하기 때문에 44%여야 할 수치가 33%로 줄어든 것입니다.

왜 빨리 사망할까요? 당뇨병 환자는 뇌졸중이나 심장병 또는 암에 걸리기 쉽기 때문입니다. 당뇨병을 앓는 사람에게는 몹시도 잔인한 이야기입니다.

일본에 당뇨병으로 인한 합병증이 많다는 현실을 볼 때 현재 일본당뇨병학회가 유일하게 권장하는 식이요법인 열량제한식은 당뇨병의 합병증을 전혀 막지 못했음이 분명합니다.

당질제한식은 이처럼 죽음에 이르는 질병들을 예방합니다. 당뇨병으로 인한 암이나 뇌졸중, 심장병 환자가 줄어들면 그만큼 의료비도 절감될 것입니다.

아울러 당뇨병과 관련한 다른 병도 예방합니다. 당뇨병 전초증인 대사증후군과 비만, 나아가 비만과 관계 깊은 고혈압, 지질이

상증 등도 당질제한식을 통해 예방되리라 기대합니다.

결과적으로 고혈압, 지질이상증 등을 고치기 위한 약도 필요 없어지니 막대한 의료비 절감이 가능해지는 셈입니다.

이처럼 의료경제의 관점에서도 반드시 당질제한식을 통해 생활습관병을 예방하기를 권장합니다.

▍당질제한식의 예방 효과가 나타나기 시작하다

현행 열량제한식은 당뇨병 합병증을 전혀 예방하지 못합니다. 이에 많은 사람이 고통받을 뿐 아니라 현대 사회는 막대한 의료비 부담을 짊어지고 있습니다.

하지만 당질제한식은 합병증 예방뿐 아니라 비만이나 대사증후군 등 당뇨병과 관련된 질병의 예방에도 도움을 주어 의료비를 크게 절감하는 효과를 기대할 수 있습니다.

실제로 당질제한식이 당뇨병 및 당뇨병예비군 예방에 효과가 있다는 근거들이 나오기 시작했습니다.

일본 후생노동성의 국민 건강 영양조사에 따르면 당뇨병 추정 환자 수는 2002년 740만 명에서 2007년 890만 명으로 5년 사이 150만 명이나 급증했습니다. 하지만 2012년에는 950만 명을 기록하며 60만 명이 증가해 그 증가 폭이 완만해졌습니다.

이 데이터는 당뇨병 전초증에서 본격적인 당뇨병으로 발전한 사람이 이전에 비해 감소했다는 사실을 보여줍니다.

심지어 2012년도의 당뇨병 전초증 환자 수는 약 1,100만 명을 기록해 2007년보다 약 220만 명 감소했습니다. 국민 건강 영양조사가 시작된 이래 최대의 쾌거입니다.

실제로 최근 들어 오랜만에 일본의 식생활에서 당질 섭취 비율이 감소했습니다. 같은 조사 결과에서 2008년도와 2010년을 비교하면, 1997년부터 계속 증가해오던 탄수화물(당질)의 섭취 비율은 1% 감소하고 지속적으로 감소해오던 지방의 섭취 비율은 1% 늘어났습니다. 당질제한식이 당뇨병 및 당뇨병 전초증의 증가를 예방했을 가능성이 높습니다.

후생노동성이나 보건소 및 의료기관이 일관되게 "지방을 줄이고 당질을 늘려라"라고 권장한 탓에 당뇨병이나 당뇨병 전초증이 계속 늘고 있었습니다.

이번 당뇨병 전초증 감소는 당질제한식 보급에 따른 당질 섭취 비율의 감소가 큰 원인이었다고 생각합니다.

식사로 섭취하는 당질이 줄면서 당뇨병 전초증 수치가 제2차 세계대전 이후 처음으로 감소했고 당뇨병 전초증에서 당뇨병으로 발전한 사람도 줄어들었을 가능성이 높습니다.

제가 『당뇨병엔 밥 먹지 마라』를 통해 당질제한식을 처음으로 소개한 때가 2005년입니다. 그 이후 당질제한식이 점차 세상에 알려졌습니다.

여기에 매스컴의 위력이 더해져 당질제한식 열풍이 일었습니다.

이는 일본인의 전체 당질 섭취를 줄이는 데 도움을 주었고, 당뇨병 관련 환자들이 당질의 위험성을 알게 된 계기였다고 생각합니다.

이유야 어찌되었든 당질 섭취량을 줄임으로써 당뇨병이나 당뇨병 전초증 증가 추세에 제동이 걸렸고 당뇨병 예방에 긍정적으로 작용했을 가능성이 높습니다.

향후 그동안 당뇨병 관련 질환에 들던 의료비도 당연히 절감될 것입니다. 당질제한식은 생활습관병을 예방합니다. 여기에는 의료비를 크게 절감시키는 장점도 있음을 부디 기억하시기 바랍니다.

> **참조: 세계 및 한국 내 당뇨병 환자수**
>
> 국제 당뇨병연맹(IDF)의 보고에 따르면 2021년 기준 전 세계 성인 당뇨병 환자수는 약 5억 3700만 명으로 추정됩니다. IDF는 이 수치가 2030년에는 6억 4300만 명, 2045년에는 7억 8300만 명까지 증가할 것으로 예측하고 있습니다.
>
> 한국의 당뇨병 환자수 역시 만만치 않습니다. 대한당뇨병학회가 발표한 〈당뇨병 팩트시트 2022〉 자료에 따르면 2020년 기준 국내 당뇨병 인구수는 무려 570만 명에 달합니다. 당뇨병 전 단계 인구수가 2020년 기준 무려 1497만 명입니다. 예비 당뇨환자가 성인 중 3분의 1이 넘는 수치입니다. 당뇨병이 전 세계적으로 심각한 질병임을 알 수 있습니다.

▎당질제한식이 돈이 되는 이유

　당질제한식은 의료비 절감 효과 외에도 경제에 보탬이 되는 측면이 있습니다. 현재 당질제한식이 계속 보급되면서 식품 업계에서는 당질제한식을 편리하게 만드는 새로운 식품이 잇따라 개발되었습니다.

　콩가루를 이용한 면류나 빵 등 저당질 대용 주식, 에리스리톨을 사용해 혈당치를 상승시키지 않는 감미료, 이를 사용하여 당질 제한 중에도 먹을 수 있는 과자류, 당질이 들어 있지 않은 발포주 등 지금까지와는 전혀 다른 새로운 상품들을 시장에 내놓았습니다.

　외식 업계에서도 당질제한식을 도입하려는 움직임이 시작되었습니다. 이처럼 새로운 상품 개발은 세계적인 불황의 여파로 침체되었던 경제를 활성화시킬 가능성이 있습니다. 당질제한식과 관련한 상품은 해외 수출도 가능합니다.

　실제로 눈부신 경제 발전을 하고 있는 중국이나 동남아시아에서는 당뇨병이 급증하고 있습니다. 제가 지금까지 출간했던 당질제한식 관련 책들도 한국과 대만 등에 번역 출판되는 등 아시아권에서 당질제한식에 대해 흥미를 느끼는 사람이 늘어나고 있습니다.

　아울러 미국이나 유럽에서는 일찍이 당질제한식이 널리 알려져 정착해 가는 추세입니다. 스웨덴 등지에서는 각자 정도의 차이는 있지만 국민의 23%가 당질제한식을 실행한다고 합니다.

이렇듯 해외에서 당질제한식을 실천하는 사람이 증가하고 있으므로 일본이 개발한 당질제한식 관련 상품이 해외 시장으로 확대될 가능성이 있습니다.

당질제한식이 확대되면 업무 효율도 높아집니다. 이미 설명한 바와 같이 당질제한식을 하면 식후 졸음이 사라집니다. 지금까지 식곤증으로 능률이 저하되었던 일과 학업 등의 효율이 높아지고 식후 졸음운전으로 인한 교통사고도 감소합니다.

우울증 예방 효과까지 생각하면 기업의 업무 효율의 증대를 기대할 수 있습니다. 새로운 상품으로 인한 경제 활성화, 해외 시장 개척, 기업 효율 상승 등 당질제한식이 가져올 부수적인 효과들도 기대할 만합니다.

▌탈 탄수화물 농업의 가능성

미래의 일이기는 하지만 만일 당질제한식이 현대 사회에 널리 보급되어 실천하는 사람이 큰 폭으로 증가하면 농업에 문제가 발생하기 마련입니다.

당질을 제한하면 아무래도 쌀이나 보리 같은 곡물의 수요가 감소할 테니 지금과 같은 벼농사 중심의 현대 농업은 전환기를 맞이할 것입니다.

그러나 벼농사의 필요성이 적어진다고 해서 농업이 무너지지는 않습니다. 곡물의 수요가 줄어들어도 그만큼 다른 식품으로 열량을 섭취하게 될 테니까요.

당질을 줄이면 지방이나 단백질을 더욱 보충해야 하는데 영양학적 관점에서 보면 특히 단백질의 확보가 중요합니다.

단백질의 원천인 식품으로는 소고기와 돼지고기, 닭고기 등이 있는데 이들의 생산 효율성은 그다지 좋지 않습니다. 축산업의 주된 사료가 곡물인데 고기 1kg을 생산하는 데 소고기는 11kg, 돼지고기는 7kg, 닭고기는 4kg의 곡물이 필요합니다.

지금껏 직접 곡물로 섭취하던 열량을 모조리 고기로 보충하려면 사료를 충당하기 위해 몇 배 이상의 곡물을 생산해야 합니다. 비효율적일 뿐더러 현재의 세계 농업 상황에 비추어 볼 때 불가능한 일입니다.

이에 단백질의 원천으로 주목받는 작물이 콩입니다. 콩은 단백질을 풍부하게 포함하며 곡물과 비교해도 열량 대비 생산 효율이 나쁘지 않습니다. 두부, 낫토[47], 두부껍질, 콩, 된장, 간장 등 가공식품도 다양합니다.

농업은 현재의 벼농사에서 콩 생산으로 방향을 바꾸어 곡물 수

---

47 낫토: 푹 삶은 메주콩을 볏짚꾸러미·보자기 따위에 싸서 더운 방에서 발효시켜 만든 음식.

요 감소를 단백질의 원천인 콩의 수요 확대로 보충하면 됩니다.

당질이 적은 채소 재배와 닭 같은 가축의 사육을 조합한 유기농업으로 전환하는 것도 좋은 방법입니다.

이렇듯 탄수화물을 벗어난 농업 모델은 농업이 진정한 국제 경쟁력을 갖추는 데 논농사의 단순한 확대보다 훨씬 큰 가능성을 갖고 있습니다.

인구의 폭발적 증가에 따른 식량 위기는 전 세계적인 문제입니다. 이러한 상황에서 국제연합 식량농업기구FAO는 효율적이고 단백질이 풍부한 식재료를 개발하는 데 곤충식이 유망하다는 견해를 내놨습니다.

먼 미래의 이야기라 이 책의 취지와는 맞지 않는다고 여길지도 모르겠습니다. 하지만 농업 개혁에 대해 지금부터 생각해둔다면 미래에 반드시 도움이 될 것입니다.

부록

부록 ①
당질제한식 실천법

당질제한식의 기본 방법

　당질제한식은 당질이 많이 함유된 식품을 피하는 식이요법입니다. 당뇨병 환자가 당질제한식을 실행하면 혈당이 즉시 개선됩니다. 체중 감량 효과도 높아서 비만이 있는 당뇨병 환자뿐 아니라 대사증후군인 사람에게도 효과가 있습니다. 건강한 사람이 미용 목적으로 실천해도 효과가 있으며 건강에 해롭지도 않습니다.

　이 책에서 소개한 바와 같이 당질제한식은 당뇨병 이외의 다양한 생활습관병의 예방 및 개선 효과가 뛰어납니다.

　기본 원리는 생리학적 사실에 근거합니다. 음식물에서 열량을 지닌 3대 영양소 중 혈당치를 상승시키는 물질은 당질뿐입니다. 음식물 섭취 시 당질을 줄이면 혈당 조절 기능이 약한 당뇨병 환자도 혈당 상승을 미리 방지할 수 있습니다.

　당질이 많이 포함된 음식에는 흰쌀밥과 빵, 면류 같은 전분을 주성분으로 한 식품과 설탕 등의 감미료가 있습니다. 이처럼 당질이 많이 함유된 식품을 가능한 한 피하고 당질 섭취를 줄이면 식사 직후에 혈당치가 크게 오르는 현상을 막을 수 있습니다.

실제로 당질제한식은 가능한 한 주식을 줄이고 감자, 고구마 같은 전분류와 설탕처럼 당질이 많은 식품을 되도록이면 먹지 않습니다. 대신에 지방과 단백질이 많은 반찬을 섭취합니다. 당질을 피하는 것 외에 다른 제한은 없으며 육류와 생선은 마음껏 먹어도 됩니다. 볶거나 튀긴 음식도 괜찮습니다. 극단적인 과식만 아니라면 실컷 먹어도 좋습니다.

음주도 가능합니다. 맥주나 니혼슈[48]처럼 당질이 많은 양조주는 삼가고, 소주, 위스키, 브랜디, 보드카 같은 증류주는 마셔도 됩니다. 최근 많이 보이는 '당질 제로'나 '열량 제로'를 내세운 발포주도 괜찮습니다.

평소 식생활에서 당질이 많은 식품은 한정되어 있으므로 주식 등의 일부 음식만 피해도 당질제한식을 실천할 수 있습니다. 열량 계산이 필요 없는 간단한 식이요법입니다. 대부분의 음식을 섭취할 수 있어서 기존의 열량제한식에 좌절했던 사람도 지속적으로 실천하기 용이합니다.

'먹어도 되는 식품과 피해야 하는 음식'에 대한 구체적인 내용은 부록③을 참조하기 바랍니다.(더 자세한 식품별 당질의 양에 대해서는 부록② 참조).

---

[48] 니혼슈: 쌀과 누룩과 물을 주원료로 하는 일본의 청주.

당질제한식의 실제

당질제한식의 대원칙은 당질이 많은 음식을 삼가는 것입니다. 그러므로 당질제한식을 실행하기 전에 당질이 많은 식품을 미리 알아 두는 것이 중요합니다.

당질이 많은 식품에는 우선 전분을 주성분으로 하는 곡류가 있습니다. 쌀, 보리, 옥수수 등 주식으로 먹는 식품들입니다. 그 밖에 감자, 고구마, 토란 등도 전분을 많이 함유합니다. 호박, 자고[49], 백합뿌리, 연근 같은 일부 채소도 전분이 많습니다.

단맛이 있는 식품에도 주의를 기울여야 합니다. 보존식인 통조림과 레토르트식품 또는 진공 팩에 담긴 식품은 보존을 위해 많은 양의 설탕을 사용합니다. 소스나 케첩같이 단맛 나는 조미료에도 당질이 많습니다. 조미료 사용을 완전히 피하기는 어려우니 양을 최소화해야 합니다.

당질제한식은 식사에서 이런 식품들을 배제하는 식사법입니다. 다카오병원에서는 다음 두 가지 식사법을 권장하고 있습니다.

① 슈퍼 당질 제한식

슈퍼 당질 제한식은 세 끼 식사 모두 주식을 섭취하지 않음으로

---

[49] 자고(arrowhead): 택사과의 다년초로 땅 밑의 알줄기를 식용으로 한다. 괭이감자에서 유래했으며, 소귀나물이라고도 부른다.

써 당질을 제한합니다. 당질을 섭취하지 않는 이상 혈당치가 오르지 않아 하루 세 번의 모든 식사에서 식후 고혈당을 방지할 수 있습니다. 치료 효과가 굉장히 좋아서 이 식사법을 시작한 날부터 혈당 조절이 가능합니다.

다만 당질이 많은 음식을 전혀 먹지 않기 때문에 식사법을 유지하기가 다소 어렵습니다. 술을 즐겨 마시는 사람은 비교적 실천하기 쉬울지도 모릅니다.

② 스탠더드 당질제한식

스탠더드 당질제한식은 저녁은 주식을 먹지 않고 아침이나 점심 중 한 끼만 약간의 주식을 섭취하는 식사법입니다.

주식을 먹더라도 가볍게 섭취하고 되도록 현미나 통밀가루 혹은 도정을 거치지 않은 메밀 같은 미정제 곡류를 선택하는 것이 바람직합니다.

저녁에 절대 주식을 먹지 말라고 하는 데에는 그만한 이유가 있습니다. 밤 시간대에는 포도당을 소비하는 운동이 적고 잠자리에 들면 식사 후 상승한 혈당치를 떨어뜨리기 어렵기 때문입니다.

스탠더드 당질제한식은 하루 한 번 식후고혈당을 일으키지만 하루의 당질 섭취량이 130g을 넘기지 않아서 미국당뇨병학회나 서양의 전문가가 인정하는 당질제한식 정의를 벗어나지 않습니다. 이는 혈당 조절 개선과 함께 체중 감량 효과를 기대할 수 있습니다.

하루 한 번 당질 섭취를 인정하는 이유는 직장인 등 사회생활을 하는 경우 점심 식사 때 당질을 제한하기가 어렵기 때문입니다. 스탠더드 당질제한식 실행 중에는 당질을 먹더라도 식후 고혈당은 가급적 피해야 합니다.

식후 고혈당을 피하기 위한 구체적인 방법으로는 식후 30분 산책하기가 있는데, 유산소 운동을 하면 혈당치의 상승을 어느 정도 억제할 수 있습니다. 개인차는 있지만 혈당치가 60~80㎎가량 떨어집니다.

〈표 2〉 당질제한식의 세 종류

① 슈퍼 당질제한식

- ▶ 세 끼 모두 당질을 제한하며 주식을 섭취하지 않는다.
- ▶ 당뇨병 치료, 다이어트 등 목적에 관계없이 세 가지 타입 중 가장 효과가 크다.

② 스탠더드 당질제한식

- ▶ 세 끼 중 두 끼의 당질을 제한하고 한 끼만(저녁 제외) 주식을 섭취한다. 단, 현미 등 혈당GI지수가 낮은 음식을 섭취한다.

▶ 기존 열량제한식에 비해 당뇨병과 다이어트에 현저한 효과를 보인다.

▶ 슈퍼 당질제한식보다 꾸준한 실행이 용이하다.

③ 쁘띠 당질제한식

▶ 세 끼 중 한 끼만 당질을 제한한다. 기본적으로 저녁 때 주식을 섭취하지 않는다.

▶ 가벼운 다이어트에 적합하다.

▶ 당뇨병 환자에게는 적합하지 않다.

부록 ②

식품별 당질의 양과 ○△× 리스트

보통 한 끼의 식사에서 섭취하는 당질의 양과 열량을 정리했습니다. 또한 100g당 당질의 양을 표시했습니다. 식품명 우측의 ○, △, ×는 먹어도 좋은 식품(○), 조금은 섭취해도 되는 식품(△), 삼가야 할 식품(×)을 나타냅니다. 당질제한식의 식재료를 선택할 때 활용하시기 바랍니다.

분류	식품관	○△×	상용량(g)	한 끼 식사 당 당질량(g)	한 끼 식사 당 열량(kcal)	기준	100g당 당질량(g)
쌀·밥	현미	×	170	120.4	595	밥솥용 계량컵 1컵	70.8
	백미	×	170	130.2	605	밥솥용 계량컵 1컵	76.6
	배아미	×	170	125.8	602	밥솥용 계량컵 1컵	74.0
	현미밥	×	150	51.3	248	1공기	34.2
	밥(정백미)	×	150	55.2	252	1공기	36.8
	밥(배아 정백미)	×	150	53.4	251	1공기	35.6
	죽(정백미)	×	220	34.3	156	1공기	15.6
	된죽(정백미)	×	220	17.2	79	1공기	7.8
	미음(정백미)	×	200	9.4	42	1공기	4.7
	현미죽	×	220	32.1	154	1조각	14.6
	떡	×	50	24.8	118	떡 1조각	49.5
	팥밥	×	120	48.8	227	1공기	40.7
	기리탄포*	×	90	41.2	189	1개	45.8
빵·면	식빵	×	60	26.6	158	6등분 중 1장	44.4
	프랑스빵*	×	30	16.4	84	1조각	54.8
	호밀빵	×	30	14.1	79	1cm 두께 1장	47.1
	건포도빵	×	60	29.3	161	1개	48.9
	롤빵	×	30	14.0	95	1개	46.6
	쿠루아상	×	60	12.6	134	1개	42.1
	잉글리시 머핀	×	60	23.8	137	1개	39.6
	난(인도 전통 빵)	×	80	36.5	210	1개	45.6
	미펀(중국 쌀국수)	×	70	55.3	264	1인분	79.0
	우동(삶음)	×	250	52.0	263	한 묶음	20.8
	소면	×	50	35.1	178	한 묶음	70.2

* 기리탄포: 밥을 반 정도 으깨어 꼬치에 끼워 구운 일본 동북부 아키타 지방의 향토 요리.
* 프랑스빵: 프랑스 파리에서 시작된 빵의 총칭이며, 밀가루, 소금, 물, 이스트만으로 만든 것을 말한다.

분류	식품관	○△×	상용량(g)	한 끼 식사 당 당질량(g)	한 끼 식사 당 열량(kcal)	기준	100g당 당질량(g)
빵·면	중화면(생)	×	130	69.7	365	한 묶음	53.6
	중화면(볶음)	×	170	62.1	337	한 묶음	36.5
	메밀국수(삶음)	×	170	40.8	224	한 묶음	24.0
	마카로니(건조)	×	10	7.0	38	샐러드 한 끼분	69.5
	스파게티(건조)	×	80	55.6	302	1인분	69.5
가루·가루제품	만두피	×	6	3.3	17	1장	54.8
	딤섬피	×	3	1.7	9	1장	56.7
	콘플레이크	×	25	20.3	95	1인분	81.2
	메밀가루	×	50	327	181		65.3
	밀가루(박력분)	×	9	6.6	33	1큰술	73.4
	글루텐가루	×	10	0.8	44		8.2
	밀기울*가루®	×	15	2.9	42		19.0
	밀기울(생)	×	7	1.8	11	알사탕 크기 1알	25.7
	밀기울	×	5	2.7	19	작은 사탕 크기 12알	53.2
	빵가루(건조)	×	3	1.8	11	튀김	59.4
	쌀가루	×	3	2.3	11	1작은술	77.9
	말린 찹쌀가루	×	9	7.2	33	1큰술	79.5
	찐 찹쌀가루	×	12	9.6	45	1큰술	79.7
감자·전분류	돼지감자	×	50	6.6	18		13.1
	곤약	○	50	0.1	3	어묵탕 한 끼분	0.1
	실곤약	○	50	0.1	3		0.1
	고구마	×	60	17.5	79	1/3~1/4개	29.2
	토란	×	50	5.4	29	중간 크기 1개 (약 60g)	10.8
	감자	×	60	9.8	46	1/2 개	16.3
	감자튀김	×	50	14.7	119		29.3
	마	×	50	6.5	32	1/9 개	12.9
	불장서	×	50	12.3	62		24.6
	참마	×	50	12.4	61		24.7
	갈분	×	20	17.1	69		85.6
	감자전분	×	3	2.4	10	1작은 술	81.6
	옥수수전분	×	2	1.7	7	1작은 술	86.3
	칡(건조)	×	15	13.0	53	냄비 한 끼분	86.8

분류	식품관	○△×	상용량(g)	한 끼 식사 당 당질량(g)	한 끼 식사 당 열량(kcal)	기준	100g당 당질량(g)
	녹두당면	×	10	8.1	35	무침 한 끼분	80.9
	당면	×	10	8.3	34	무침 한 끼분	83.1
콩·대두제품	팥(건조)	×	10	4.1	34		40.9
	까치콩(건조)	×	10	3.9	33		38.5
	완두콩(삶음)	×	30	5.3	44		17.5
	누에콩(건조)	×	20	9.3	70		46.6
	대두(건조)	△	10	1.1	42		11.1
	대두(삶음)	○	50	1.4	90		2.7
	대두분말※	△	20	3.8	64		18.5
	콩가루(껍질 벗긴 대두)	△	5	0.8	22	1큰술	16.1
	두부	○	135	1.6	97	1/2모	1.2
	연두부	○	135	2.3	76	1/2모	1.7
	두부 지짐	○	50	0.3	44	1/3~1/5모	0.5
	살짝 튀긴 두부	○	135	0.3	203	큰 것 1장	0.2
	유부	○	30	0.4	116	1장	1.4
	간모토키 유부※	○	95	0.2	217	1개	0.2
	언두부	○	20	0.8	106	1장	3.9
	낫토	○	50	2.7	100	1팩	5.4
	간 낫토	○	50	2.3	97	1팩	4.6
	비지	○	40	0.9	44	비지찌개 한 끼분	2.3
	비지 파우더※	○	3	0.1	10	1큰술	4.4
	무첨가 두유	○	210	6.1	97	1팩	2.9
	생유부	○	30	1.0	69		3.3
	유바(탕엽)	○	5	0.3	26	국 한 끼분	5.6
	템페※	○	20	1.0	40	1/5장	5.2
견과류	아몬드(건조)	△	50	4.7	299	35알	9.3
	아몬드(튀김,가미)	△	50	5.2	303	35알	10.4
	아몬드 가루※	○	10	0.4	64		4.2
	캐슈넛(튀김,가미)	△	30	6.0	173	20알	20.0
	호박씨(볶음,가미)	○	50	2.4	287		4.7
	은행(생)	×	15	5.5	28	10알	36.7

* 밀기울: 밀에서 가루를 빼고 남은 찌꺼기.
* 간모토키 유부: 두부 속에 잘 다진 야채와 다시마 따위를 넣어 기름에 튀긴 음식.
* 템페이: 인도네시아 전통음식으로 발효한 콩을 뭉친 음식.

분류	식품관	○△×	상용량(g)	한 끼 식사 당 당질량(g)	한 끼 식사 당 열량(kcal)	기준	100g당 당질량(g)
견과류	은행(삶음)	×	10	3.2	17		32.3
	밤(생)	×	20	6.5	33	1개	32.7
	호두(볶음)	○	6	0.3	40	1개	4.2
	겨자씨	△	5	0.3	28		5.3
	코코넛밀크	○	50	1.3	75	1/4컵	2.6
	깨(건조)	○	3	0.2	18	1작은 술	7.6
	깨(볶음)	○	3	0.2	18	1작은 술	5.9
	피스타치오(볶음,가미)	△	40	4.7	246	40알	11.7
	해바라기씨(튀김,가미)	△	40	4.1	244		10.3
	헤이즐넛(볶음,가미)	△	40	2.6	274		6.5
	마카다미아넛(볶음,가미)	△	50	3.0	360		6.0
	잣(볶음)	○	40	0.5	276		1.2
	땅콩(볶음)	△	40	5.0	234	30알	12.4
	버터피넛	△	40	4.5	237	40알	11.3
	땅콩버터(무당)	×	17	2.4	109	1큰술	14.4
채소류	차조기 잎	○	1	0.0	0	1장	0.2
	산파	○	5	0.1	2	양념 한 끼분	2.3
	신선	○	10	0.1	3	1줄기	1.1
	아스파라거스	○	30	0.6	7	굵은 대 1줄기	2.1
	하얀 아스파라거스(통조림)	○	15	0.4	3	1병	2.6
	꼬투리 강낭콩	○	50	1.4	12	데침 한 끼분	2.7
	두릅	○	20	0.6	4	맑은 국 한 끼분	2.9
	삶은 풋콩	○	50	1.9	68	한 끼분	3.8
	꼬투리 완두	○	20	0.9	7	적당량	4.5
	스냅 완두콩	○	50	3.7	22	적당량	7.4
	청완두콩(생)	×	5	0.4	5	10알	7.6
	톳	○	60	0.5	10	한 끼분	0.9
	아욱	○	20	0.3	6	2줄기	1.6
	무청	○	80	0.8	16	1포기	1.0
	순무	○	50	1.6	10	작은 것 1개	3.1
	서양호박	×	50	8.6	46	5cm 깍둑썰기 1개	17.1
	겨자	○	35	0.4	9	1포기(35g)	1.0

분류	식품관	○△×	상용량 (g)	한 끼 식사 당		기준	100g당 당질량 (g)
				당질량 (g)	열량 (kcal)		
채소류	꽃양배추	○	80	1.8	22	샐러드 한 끼분	2.3
	박고지(건조)	△	3	1.1	8		37.8
	양배추	○	50	1.7	12	중간 크기 1장	3.4
	오이	○	50	1.0	7	1/2개	1.9
	쇠귀나물	×	20	4.8	25	1개	24.2
	우엉	△	60	5.8	39	1/3개	9.7
	유채나물	○	80	0.4	11	데침 한 끼분	0.5
	리고추	○	4	0.1	1	1개	2.1
	차조기	○	1	0	0	1장	0.2
	쑥갓	○	15	0.1	3	1개	0.7
	순나물(통조림)	○	5	0.0	0	맑은 국 한 끼분	0.0
	생강	○	20	0.9	6	1술	4.5
	생강설탕절임	×	5	0.5	3	적당량	10.5
	얇게 저민 생강절임	○	15	0.2	3		1.6
	월과(채과)	○	110	2.3	17	1/2개	2.1
	토란줄기	○	80	2.0	13	삶은 것 한 끼분	2.5
	주키니호박	○	100	1.5	14	1/2개	1.5
	미나리	○	15	0.1	3	1포기	0.8
	샐러리	○	50	0.9	8	1/2개	1.7
	삶은 순무절임	○	50	0.3	11	삶은 것 한 끼분	0.6
	풋 누에콩	○	20	2.6	22	꼬투리 1개	12.9
	무순 밥	○	5	0.1	1	한 끼분	1.4
	무청	○	30	0.4	8		1.3
	무	○	100	2.7	18	삶은 것 한 끼분	2.7
	자른 무말랭이	△	10	4.7	28	삶은 것 한 끼분	46.8
	삶은 죽순	○	50	1.1	15	삶은 것 한 끼분	2.2
	양파	△	100	7.2	37	삶은 것 한 끼분	7.2
	자색 양파	△	25	1.8	10		7.3
야채류	두릅	○	30	0.0	8	4개	0.1
	청경채	○	100	0.8	9	1포기	0.8
	겨울수박	○	100	2.5	16	데침 한 끼분	2.5
	옥수수	×	90	12.4	83	1/2개	13.8

분류	식품관	○△×	상용량(g)	한 끼 식사 당 당질량(g)	한 끼 식사 당 열량(kcal)	기준	100g당 당질량(g)
채소류	토마토	○	150	5.6	29	중간 크기 1개	3.7
	방울토마토	○	10	0.6	3	1개	5.8
	토마토 홀 통조림	○	100	3.1	20		3.1
	토마토 주스	○	180	5.9	31	1컵	3.3
	가지	○	80	2.3	18	1개	2.9
	유채(유채꽃)	○	50	0.8	17	무침 한 끼분	1.6
	여주(고야)	○	60	0.8	10	1/2개	1.3
	부추	○	100	1.3	21	한 묶음	1.3
	당근	△	30	1.9	11	삶은 것 한 끼분	6.4
	서양종 당근	△	30	1.7	13	삶은 것 한 끼분	5.7
	마늘	△	7	1.4	9	1술	20.6
	마늘종	△	50	3.4	23	1/2 묶음	6.8
	파(흰 부분)	○	50	2.5	14	삶은 것 한 끼분	5.0
	파(푸른 잎 부분)	○	5	0.2	2	양념한 것 한 끼분	4.1
	배추	○	100	1.9	14	이파리 1장	1.9
	파슬리	○	3	0.0	1	다짐 1큰술	1.4
	피망	○	25	0.7	6	1개	2.8
	파프리카(붉은 색)	○	70	3.9	21	1/2개	5.6
	파프리카(노란 색)	○	70	3.7	19	1/2개	5.3
	머윗대	○	40	0.7	4	1대	1.7
	브로콜리	○	50	0.4	17	적당량	0.8
	시금치	○	80	0.2	16	데침 한 끼분	0.3
	파드득나무	○	5	0.1	1	5개	1.2
	양하(襄荷)	○	10	0.1	1	1개	0.5
	콩나물	○	40	0.5	6	적당량	1.3
	숙주나물	○	40	0.0	15	적당량	0.0
	모로헤이야*	○	60	0.2	23	데침 한 끼분	0.4
	백합뿌리	×	10	2.3	13	1술	22.9
	양상추	○	20	0.3	2	적당량	1.7
	샐러드용 양상추	○	10	0.0	1	큰 것 1장	0.4
	상추	○	20	0.2	3	1장	1.2
	연근	×	30	4.1	20	삶은 것 한 끼분	13.5

* 모로헤이야(molokheiya): 이집트가 원산지인 피나무과 채소.

분류	식품관	○△×	상용량 (g)	한 끼 식사 당 당질량 (g)	한 끼 식사 당 열량 (kcal)	기준	100g당 당질량 (g)
	쪽파	○	50	2.3	15	무침 한 끼분	4.6
	고사리	○	50	0.2	11	삶은 것 한 끼분	0.4
절임류	우메보시*	△	10	1.9	10	1개	18.6
	블랙 올리브	○	15	0.1	18		0.9
	올리브	○	10	0.1	14		0.5
	가지절임	○	10	0.3	3		2.6
	자차이(착채절임)	○	10	0.0	2	1접시(소)	0.0
	단무지	△	20	2.3	13	2조각	11.7
	모리구치 무절임*	×	20	8.2	37	2조각	41.0
	얼절이	△	20	2.4	11	2조각	12.2
	갓절임	○	20	0.4	7	1접시(소)	1.8
	붉은 순무절임	○	20	0.5	5	1접시(소)	2.3
	김치	△	20	1.0	9	1접시(소)	5.2
과일류	아보카도	○	80	0.7	150	1/2개	0.9
	딸기	△	75	5.3	26	5알	7.1
	무화과	△	50	6.2	27	1개	12.4
	이요깡(일본감귤)	△	60	6.4	28	1/3개	10.7
	온주밀감	△	70	7.7	32	1개	11.0
	네이블오렌지	△	65	7.0	30	1/2개	10.8
	감	△	100	14.3	60	1/2개	14.3
	호박즙	△	5	0.4	1	1작은술	8.4
	키위	△	120	13.2	64	1개	11.0
	금귤	△	10	1.3	7	1개	12.9
	그레이프후르츠(자몽)	△	160	14.4	61	1/2개	9.0
	버찌(일본산)	△	60	8.4	36	10개	14.0
	수박	△	180	16.4	67	1/16개	9.2
	유자 과즙	△	5	0.3	1	1작은술	6.5
	배	△	120	12.5	52	1/2개(중)	10.4
	서양배	△	120	15.0	65	1/2개(중)	12.5
	여름밀감	△	190	16.7	76	1/개(중)	8.8
	파인애플	△	180	21.4	92	1/6개	11.9
	핫사크(일본감귤)	△	130	13.0	59	1/2개(중)	10.0

* 모로우메보시: 매실장아찌. 매실에 소금을 넣고 절인 일본 음식.
* 모리구치 절임: 모리구치는 무의 한 품종이며 이것을 이용해 절임을 만든 아이치 현 특산물이다.

분류	식품관	○△×	상용량 (g)	한 끼 식사 당 당질량 (g)	한 끼 식사 당 열량 (kcal)	기준	100g당 당질량 (g)
과일류	바나나	×	100	21.4	86	1개	21.4
	파파야	△	115	8.4	44	1/2개(중)	7.3
	비파	△	30	2.7	12	1개	9.0
	포도	△	45	6.8	27	1/2송이	15.2
	멜론	△	100	9.8	42	1/4개	9.8
	복숭아	△	170	15.1	68	1개	8.9
	유자 과즙	△	5	0.3	1	1작은술	6.6
	리치	△	30	4.7	19	1개	15.5
	라임 과즙	△	5	0.5	1	1작은술	9.1
	사과	△	100	13.1	54	1/2개	13.1
	레몬	△	60	4.6	32	1/2개	7.6
	레몬 과즙	△	5	0.4	1	1작은술	8.6
버섯류	팽이버섯	○	20	0.7	4	국 한 끼분	3.7
	목이버섯(건조)	○	1	0.1	2	1개	13.7
	생 표고버섯	○	14	0.2	3	1장	1.4
	말린 표고버섯	△	3	0.7	5	1장	22.4
	백일송이버섯	○	20	0.2	3	국 한 끼분	1.1
	맛버섯	○	10	0.2	2	국 한 끼분	1.9
	새송이버섯	○	20	0.6	5	1개	3.1
	느타리버섯	○	10	0.4	2	1장	3.6
	잎새버섯	○	20	0.0	3	국 한 끼분	0.0
	양송이버섯	○	15	0.0	2	1개	0.1
	양송이버섯(통조림)	○	10	0.0	1	1개	0.1
	송이버섯	○	30	1.1	7	1개(중)	3.5
해조류	대황	○	10	0.8	14	삶은 것 한 끼분	8.2
	구운 김	○	3	0.2	6	1장	8.3
	맛김	○	3	0.5	5	1톳	16.6
	톳	○	10	1.3	14	삶은 것 한 끼분	12.9
	자른 미역	○	2	0.1	3	식 조림 한 끼분	6.2
	미역(생)	○	20	0.4	3	식 조림 한 끼분	2.0
	채친 다시마	△	3	0.2	3	삶은 것 한 끼분	6.9
	얇게 채친 가공 다시마	△	2	0.4	2	한 끼분	22.0
	우무	○	50	0.0	1	한 끼분	0.0

분류	식품관	○△×	상용량(g)	한 끼 식사 당 당질량(g)	한 끼 식사 당 열량(kcal)	기준	100g당 당질량(g)
해조류	각진 한천	○	7	0.0	11	1개	0.0
해조류	채친 미역	○	50	0.0	6	한 끼분	0.0
해조류	큰실말	○	50	0.0	2	한 끼분	0.0
유제품	농축연유(무가당)	△	25	2.8	36		11.2
유제품	우유	△	210	10.1	141	1개	4.8
유제품	저지방유	△	210	11.6	97	1개	5.5
유제품	생크림(유지방)	○	100	3.1	433	1/2팩	
유제품	생크림(식물성지방)	○	100	2.9	392		
유제품	커피프림(액상)	○	5	0.1	12	1개	
유제품	커피프림(분말)	△	6	3.2	34	1큰술	
유제품	요구르트(무당전지)	△	100	4.9	62	한끼분	
유제품	가염버터	○	10	0.0	75		
유제품	가공치즈	○	20	0.3	68	치즈 각( ) 두께 1cm	1.3
유제품	카테지 치즈	○	15	0.3	16	1큰술	1.9
유제품	카망베르 치즈	○	20	0.2	62	1조각	0.9
유제품	크림 치즈	○	20	0.5	69	1조각	2.3
유제품	파르메잔 치즈	○	10	0.2	48		1.9
유제품	피자용 치즈®	○	30	0.4	119		1.3
유제품	모짜렐라 치즈(물소)®	○	25	미량	56		미량
조미료	우스타 소스	×	6	1.6	7	1작은술	26.3
조미료	농도가 중간 정도 소스	×	6	1.8	8	1작은술	29.8
조미료	농도가 진한 소스	×	6	1.8	8	1작은술	29.9
조미료	두반장	○	10	0.4	6	1/2큰술	3.6
조미료	농도가 진한 간장	○	6	0.6	4	1작은술	10.1
조미료	농도가 묽은 간장	○	6	0.5	3	1작은술	7.8
조미료	타마리쇼유*	○	6	1.0	7	1작은술	15.9
조미료	고형 콘소메	△	5	2.1	12	한 끼분 사용량	41.8
조미료	과립형 조미료	△	2	0.6	4	1작은술	31.1
조미료	멘쓰유*(일본 간장의 일종)	×	100	8.7	44	한 끼분	8.7
조미료	굴 소스	×	6	1.1	6	1작은술	18.1
조미료	토마토 퓨레	△	5	0.4	2	1작은술	8.1

* 모타마리쇼유: 미림 등을 넣고 가열하여 굳힌 간장.
* 멘쓰유: 가쓰오부시, 간장, 미림, 설탕을 넣어 만든 일본의 조미료.

부록

분류	식품관	○△×	상용량(g)	한 끼 식사 당 당질량(g)	한 끼 식사 당 열량(kcal)	기준	100g당 당질량(g)
조미료	토마토 페이스트	△	5	0.9	4	1작은술	17.3
	케첩	×	5	1.3	6	1작은술	25.6
	오일 무첨가 일본식 드레싱	×	15	2.4	12	1큰술	15.9
	프렌치드레싱	×	15	0.9	61	1큰술	5.9
	사우전드 아일랜드 드레싱	×	15	1.3	62	1큰술	8.9
	마요네즈(전란)	○	12	0.5	84	1큰술	4.5
	마요네즈(난황)	○	12	0.2	80	1큰술	1.7
	싱겁게 간을 한 된장	×	18	5.8	39	1큰술	32.3
	짠 된장(담색)	○	18	3.1	35	1큰술	17.0
	짠 된장(적색)	○	18	3.1	33	1큰술	17.0
	짠 된장(검붉은 색)	○	18	1.4	39	1큰술	8.0
	카레가루	×	25	10.3	128	1인분	41.0
	하이라이스가루	×	25	11.3	128	1인분	45.0
	지게미	△	20	3.7	45	한 끼분	18.6
	곡류 식	○	5	0.1	1	1작은술	2.4
	쌀 식	△	5	0.4	2	1작은술	7.4
	포도 식	○	5	0.1	1	1작은술	1.2
	사과 식	○	5	0.1	1	1작은술	2.4
	미림	×	6	2.6	14	1작은술	43.2
음료	니혼슈	×	180	8.1	193	1홉	4.5
	맥주	×	353	10.9	141	1캔(350㎖)	3.1
	발포주	×	353	12.7	159	1캔(350㎖)	3.6
	화이트와인	×	100	2.0	73	와인잔 1잔	2.0
	레드와인	△	100	1.5	73	와인잔 1잔	1.5
	로제와인	×	100	4.0	77	와인잔 1잔	4.0
	사오싱주*	×	50	2.6	64		5.1
	소주 갑류(신식 소주)	○	180	0.0	371	1홉	0.0
	소주 을류(재래식 소주)	○	180	0.0	263	1홉	0.0
	위스키	○	30	0.0	71	1잔	0.0
	브랜디	○	30	0.0	71	1잔	0.0
	보드카	○	30	0.0	72	1잔	0.0
	진	○	30	0.0	85	1잔	0.1

* 사오싱주: 중국 저장성의 항저우만 사오싱 지방에서 찹쌀을 발효시켜 만든 발효주.

분류	식품관	○△×	상용량(g)	한 끼 식사 당 당질량(g)	한 끼 식사 당 열량(kcal)	기준	100g당 당질량(g)
음료	럼	○	30	0.0	72	1잔	0.1
	매실주	×	30	6.2	47	1잔	20.7
육류와 육가공식품	소 어깨살(지방 포함)	○	100	0.3	286		0.3
	소 어깨살(살코기)	○	100	0.3	201		0.3
	소 어깨살 등심(지방 포함)	○	100	0.2	411		0.2
	소 어깨살 등심(살코기)	○	100	0.2	316		0.2
	서로인(지방 포함)	○	100	0.3	498		0.3
	서로인(살코기)	○	100	0.4	317		0.4
	소 가슴살(지방 포함)	○	100	0.1	517		0.1
	소 다리살(지방 포함)	○	100	0.5	246		0.5
	소 다리살(살코기)	○	100	0.6	191		0.6
	보섭살(살코기)	○	100	0.4	347		0.4
	보섭살(지방 포함)	○	100	0.5	211		0.5
	소 안심(살코기)	○	100	0.3	223		0.4
	저민 소고기	○	100	0.5	224		0.5
	소 혀	○	50	0.1	135		0.1
	소 허파	○	50	1.9	66		3.7
	로스트비프	○	50	0.5	98	2~3장	0.9
	콘비프통조림	○	50	0.9	102	1/2캔	1.7
	소고기육포	△	10	0.6	32	안주 한 끼분	6.4
	돼지 어깨살(지방 포함)	○	100	0.2	216		0.2
	돼지 어깨살(살코기)	○	100	0.2	125		0.2
	돼지 어깨살 등심(지방 포함)	○	100	0.1	253		0.1
	돼지 어깨살 등심(살코기)	○	100	0.1	157		0.1
	돼지 등심(지방 포함)	○	100	0.2	263		0.2
	돼지 등심(살코기)	○	100	0.3	150		0.3
	돼지 가슴살(지방 포함)	○	100	0.1	386		0.1
	돼지 다리살(지방 포함)	○	100	0.2	183		0.2
	돼지 다리살(살코기)	○	100	0.2	128		0.2
	돼지 안심(살코기)	○	100	0.2	115		0.2
	저민 돼지고기	○	100	0.0	221		0.0
	돼지 혀	○	50	0.1	111		0.1

부록

분류	식품관	○△×	상용량(g)	한 끼 식사 당 당질량(g)	한 끼 식사 당 열량(kcal)	기준	100g당 당질량(g)
육류와 육가공식품	돼지 심장	○	50	0.1	68		0.1
	돼지 허파	○	50	1.3	64		2.5
	삶은 위장	○	50	0.0	61		0.1
	삶은 소장	○	50	0.0	86		0.1
	삶은 대장	○	50	0.0	90		0.1
	족발	○	50	0.0	115		0.1
	뼈 없는 햄	○	20	0.4	24	1장	1.8
	로스 햄	○	20	0.3	39	1장	1.3
	생 햄(촉성가공)	○	10	0.1	25	2장	0.5
	생 햄(장기숙성)	○	10	0.0	27	2장	0.0
	베이컨	○	20	0.1	81	1장	0.3
	비엔나소시지	○	20	0.6	64	1개	3.0
	반 건조 소시지	○	10	0.3	34	1장	2.6
	드라이 소시지	○	10	0.2	50	1개	2.1
	프랑크푸르트소시지	△	50	3.1	149	3장	6.2
	구운 돼지고기	△	30	1.5	52		5.1
	껍질 있는 오리고기	○	50	0.1	167		0.1
	껍질 있는 닭 날개	○	100	0.0	195		0.0
	껍질 있는 닭 가슴살	○	100	0.0	244		0.0
	껍질 벗긴 닭 가슴살	○	100	0.0	121		0.0
	껍질 있는 닭다리	○	100	0.0	253		0.0
	껍질 벗긴 닭다리	○	100	0.0	138		0.0
	닭 가슴살 레	○	100	0.0	114		0.0
	저민 닭고기	○	100	0.0	166		0.0
	닭 심장	○	50	0.0	104		0.0
	닭 허파	○	50	0.3	56		0.6
	닭근위	○	50	0.0	47	2개	0.0
	양고기 다리살(지방 포함)	○	70	0.1	152	1개(새끼 양)	0.2
알류	계란	○	50	0.2	176	1개	0.3
	메추리알	○	10	0.0	18	1개	0.3
	피탄(삭힌 오리알)	○	68	0.0	146	1개	0.0

분류	식품관	○△×	상용량(g)	한 끼 식사 당 당질량(g)	한 끼 식사 당 열량(kcal)	기준	100g당 당질량(g)
어패류와 어패 가공류	전갱이	○	70	0.1	85	1마리	0.1
	말린 전갱이	○	65	0.1	109	1장	0.1
	붕장어 찜	○	60	0.0	116	2조각	0.0
	조기	○	100	미량	83		미량
	정어리	○	65	0.2	88	1마리	0.3
	멸치포	○	2	0.0	7		0.7
	뱅어포(반 건조)	○	50	0.1	57		0.2
	올리브오일 정어리	○	20	0.1	72	3마리	0.3
	장어구이	○	60	0.1	199	2조각	0.1
	장어양념구이	○	60	1.9	176	2조각	3.1
	가다랑어	○	60	0.1	68	회 5조각	0.1
	도다리	○	75	0.1	71	1마리	0.1
	말린 도다리	○	60	0.0	70		0.0
	보리멸	○	30	0.0	26		0.1
	자반연어	○	100	0.1	199	1조각	0.1
	횟감용 연어(은연어)	○	75	0.2	153	5조각	0.3
	훈제 연어	○	20	0.0	32	1장	0.1
	고등어	○	100	0.3	202	1조각	0.3
	삼치	○	100	0.1	177	1조각	0.1
	꽁치	○	85	0.1	264	1마리	0.1
	열빙어	○	50	0.1	83	2마리	0.2
	참서대	○	110	0.0	106	1마리	0.0
	도미	○	100	0.1	194	1조각	0.1
	자반대구	○	80	미량	52	1조각	미량
	방어	○	100	0.3	257	1조각	0.3
	참치(붉은 살)	○	60	미량	64	회 5조각	미량
	참치(뱃살)	○	60	0.1	211	회 5조각	0.1
	참치 올리브오일 절임	○	50	0.1	134	샐러드 한 끼분	0.1
	황새치	○	100	0.1	141	1조각	0.1
	볼락	○	100	미량	109		미량
	빙어	○	80	0.1	62	5마리	0.1
	찐 어묵	△	20	1.9	19	1cm	9.7

부록

분류	식품관	○△×	상용량 (g)	한 끼 식사 당 당질량 (g)	한 끼 식사 당 열량 (kcal)	기준	100g당 당질량 (g)
어패류와 어패가공류	게살 어묵	△	20	1.8	18	1개	9.2
	구운 지쿠와*	△	20	2.7	24	1/4장	13.5
	한천	△	25	2.9	24	1/4장	11.4
	사쓰마아게*	△	40	5.6	56	1/2개	13.9
	어육 소시지	△	40	5.0	64	1/2개	12.6
	피조개	○	20	0.7	15		3.5
	모시조개	○	60	0.2	18		
	전복	○	135	5.4	99		
	굴	○	15	0.7	9		
	소라	○	30	0.2	27	회	0.8
	가막조개	○	30	1.3	15	된장국 한 끼분	4.3
	새조개	○	10	0.7	9	2장	6.9
	가리비	○	25	1.2	24	1개(속살)	4.9
	새우(블랙타이거)	○	50	0.2	41		0.3
	보리새우	○	30	0.0	29	1마리	0.0
	꽃새우	○	5	0.0	16		0.1
	삶은 게	○	80	0.2	64		0.3
	오징어	○	225	0.5	198	1마리	0.2
	꼴뚜기	○	50	0.2	43	1마리(소)	0.4
	삶은 불똥꼴뚜기	○	60	0.2	62	한 끼분	0.4
	말린 오징어	○	30	0.1	100	안주 한 끼분	0.4
	연어 알	○	17	1.3	46	1큰술	0.2
	젓갈	△	20	1.3	23	1큰술	6.5
	데친 문어	○	100	0.1	99	다리 1개	0.1
	성게	○	5	0.2	6	1조각	3.3
	성게알	△	5	0.8	9	1작은술	15.6
	성게알젓	×	16	3.6	27	1큰술	22.4
	해파리(염장, 소금 뺀 것)	○	20	0.0	4	무침 한 끼분	0.0
	명란젓	○	45	0.2	63	1덩어리	0.4
	가다랑어포(가쓰오부시)	○	5	0.0	18	1봉지	0.4

*지쿠와: 어묵 종류의 하나. 가운데에 길쭉한 구멍이 나 있다.
*사쓰마아게: 곱게 간 생선 살에 당근·우엉 등을 섞어 기름에 튀긴 음식.

※ 100g 중 당질 함유량이 5g 미만인 식품은 ○, 100g 중 당질이 5g 이상이며 섭취량에 주의가 요한 식품은 △, 100g 중 당질 5g 이상으로 섭취를 삼가야 하는 식품은 ×로 표시했습니다. 단, 100g 중 당질이 5g 또는 10g 이상이라도 평소 섭취량이 적은 경우는 ○ 또는 △로 표시하였으며, 100g 중 당질 5g 이하 또는 10g 이하라도 평소 섭취량이 많은 경우에는 △ 또는 ×로 표시했습니다. ○, △, ×는 이해를 돕기 위해 대략적으로 나눠놓았으니, 이를 참고하여 당질 섭취 권장량은 1회 식사당 10~20g으로 잡기 바랍니다.

※ 체중 64kg에 제2형 당뇨병을 앓고 있는 사람이 당질을 1kg 섭취하면 혈당치는 약 3배 정도 상승합니다. 어떤 식품이 얼마나 혈당치를 올리는지 참고하시기 바랍니다.

※ 조미료는 상품에 포함된 당질의 양을 확인한 후에 주의하여 사용하시오.

※ 각 식재료의 상용량은 일본의 전국 평균치입니다.

	당질이 비교적 적어서 조금은 섭취해도 되는 식품	당질이 많아서 피해야 하는 식품
육류		가미된 통조림
어패류		조림류, 가미된 통조림, 말린 것 (미림 첨가)
유제품	생선을 갈아서 만든 제품 (어묵, 지쿠와, 사쓰마아게)	요구르트(당분, 첨가), 유당연유
계란류		
콩류	대두, 대두분말, 콩가루	팥, 가공두유, 까치콩(강남콩 등)
채소류	당근, 우엉, 양파 자색, 양파, 마늘	호박, 쇠귀나물, 누에콩, 옥수수 백합구근, 연근, 당근주스 미림 등으로 단맛을 낸 절임류
	(유지류에 대하여)올리브유, 들기름, 적정량의 참기름은 당질제한식에서 먹어도 됩니다. 샐러드유처럼 리놀렌산이 포함된 식물성 기름은 과다 섭취 시 알레르기나 심근경색, 뇌경변의 발생 요인이 될 수 있으므로 피해야 합니다. 마가린과 쇼트닝도 마찬가지입니다.	
견과류	아몬드, 캐슈넛, 겨자씨, 피스타치오, 해바라기씨, 땅콩 마카다미아넛	은행, 밤, 땅콩버터
버섯류		조림류
해 류	다시마	조림류(조림한 김 등)
조미료	콘소매, 과립형 조미료 토마토 퓨레	단맛이 나는 된장(흰 된장) 양념용 간장, 미림, 우스타 소스 굴 소스, 돈까쓰, 소스, 불고기 소스 토마토케첩, 카레가루, 스튜가루 하이라이스가루, 칠리소스, 설탕, 폰스 멘쓰유, 지게미, 꿀
기호음료	레드와인, 화이트와인(쌉쌀한 것)	매실주, 사오싱주, 화이트와인(단 것) 로제와인, 백주, 발포주, 맥주, 일본 술, 청량감이 있는 음료수, 탄산수(당분 첨가) 스포츠 이온 음료류
껍질류		쌀(밥, 죽, 떡), 밀가루, 밀가루 제품(빵, 면, 피자, 만두 피 등), 메밀국수, 콘플레이크, 미펀
감자류 전분		고구마, 토란, 감자, 마, 참마, 감자 전분, 옥수수 전분, 칡, 당면
과일류	제철과일, 라임 과즙, 레몬 과즙	바나나, 잼류, 100% 과즙 주스류, 말린 과일(건포도, 프룬 등) 통조림류(시럽으로 졸이거나 담근 것)
과자류		설탕이 들어간 과자(양과자, 일본과자, 젤리, 아이스크림 등), 스낵과자(포테이토칩 등), 쌀과자(떡을 튀겨 만든 과자, 전병 등)

부록 ③

먹어도 되는 식품과 피해야 하는 식품

	당질이 적어 안심하고 먹을 수 있는 식품
육류	소고기, 닭고기, 돼지고기, 양고기, 그 밖의 육류 가공품(햄, 소시지, 베이컨, 콘비프)
어패류	생선류, 조개류, 통조림, 올리브오일 첨가 통조림, 오징어, 새우, 게, 문어 말린 생선류(미림으로 가공한 것 제외)
유제품	치즈, 생크림, 버터
계란류	계란, 피탄(삭힌 오리알)
콩류	대두(삶은 것), 무조정 두유, 두부, 살짝 튀긴 두부, 유부, 비지, 낫토, 언두부, 유부(건조)
채소류	산파, 아스파라거스(녹색, 흰색), 두릅, 삶은 풋콩, 아욱, 꼬투리 완두, 꼬투리 강낭콩, 스냅 완두콩, 무순, 순무, 콜리플라워, 양배추, 오이, 물냉이, 유채나물, 고야, 샐러드용 양상추, 리고추, 차조기(푸른 차조기, 붉은 차조기), 쑥갓, 생강, 보라색 싹 브로콜리, 토란줄기, 주키니호박, 미나리, 샐러리, 순무절임, 무, 죽순, 치커리, 청경채, 지치, 동과, 토마토, 방울토마토, 토마토 주스, 파, 가지, 유채, 부추, 순무, 배추, 바질, 파슬리, 파프리카, 피망, 머윗대, 브로콜리, 어린잎 채소, 시금치, 파드득나물, 양하, 콩나물, 몰로키아, 쑥, 레디쉬, 양상추, 파, 고사리
견과류	호박씨, 호두, 깨, 잣,
버섯류	팽이버섯, 새송이버섯, 목이버섯, 송이버섯, 생 표고버섯, 백일송이버섯, 느타리버섯, 잎새버섯, 양송이버섯, 송이버섯
해 류	대황, 한천, 우무, 김, 톳, 미역
조미료	소금, 간장, 식초, 마요네즈, 된장(흰 된장 제외), 향신료, 라칸토S(설탕 대용 감미료)
기호음료	위스키, 보드카, 소주, 진, 당질제로 발포주, 당질 제로 일본술 브랜디, 럼, 커피(무설탕), 홍차(무설탕) 차 종류(녹차, 보리차 등), 당질제로 청량음료수, 탄산수(무당)
껍질류	
감자류·전분	곤약·실곤약
과일류	아포카도, 올리브피클
과자류	

에필로그

당질제한식을 통해
건강해집시다!

우리는 당질 과다의 시대를 살고 있습니다. 올바르지 못한 식습관은 생활습관병으로 이어지고 많은 사람은 병마에 시달리다가 결국 죽음에 이릅니다. 또한 의료비 증가로 사회가 붕괴될 우려까지 있습니다.

당질제한식을 실천하여 당질이 지나친 식생활을 한시라도 빨리 바꾸어야 합니다. 당질로 인한 질병을 예방하여 건강한 신체와 사회를 되찾기 바랍니다.

마지막으로 이 책을 집필하는 데 많은 분이 귀중한 정보와 도움말을 주셨습니다. 소다 산부인과의 소다 데쓰오 선생님, 나가이 클리닉의 나가이 히로시 선생님, 교토부립의과대학교대학원 의학연구과 해부학교실·생체구조과학부문 박사연구원 모리 히로코 선생님, 네리마히카리가오카병원 상처치료센터 나쓰이 마코토 선생님, 도쿠시마 대학교·기타지마타오카 병원 반도 히로시 선생님, 나카무라 정형외과 재활클리닉 이사장 나카무라 다쿠미 선생님, 오사카대학교대학원 의학계 연구과 한방학기부강좌 부교수 하기와라 게스케 선생님, 센리주오에키마에클리닉·한방센터장 아리미쓰 준스케 선생님, 미시마학원 학원장 미시마 가쿠 선생님, 그리고 나의 친형이자 나를 당질제한식의 세계로 인도해준 의사 에베 요이치에게 감사드립니다.

저자 에베 코지

옮긴이의 글

탄수화물의 독에서 구제해주는 책

'탄수화물(당질)을 과다 섭취해서 빨리 죽고 싶은가!'

저자는 탄수화물을 줄여야 산다고 경고합니다. 현대인의 4대 사망 원인과 5대 질병의 원인이 탄수화물이었음을 밝히고, 다양한 생활습관병과 정신질환은 물론이고 미용 분야까지도 당질제한식이 탁월한 효과를 있음을 처음으로 공개한 화제의 책입니다.

당질제한식의 세계적 권위자인 에베 코지는 당질제한식이 지닌 모든 잠재적 가능성을 이 한권에 담았습니다. 내용을 정리하면 대략 다음과 같습니다.

'탄수화물을 과다 섭취하면 혈당치가 오르고 높은 인슐린 상태가 되며 이는 만병의 근원입니다. 당질을 제한하면 혈당치가 안정되고 혈액순환이 좋아지며 인슐린 분비가 억제되어 대사가 안정됩니다. 이러한 당질제한식은 현대인을 괴롭히는 갖가지 병을 예방하고 치료할 수 있습니다. 당질제한식은 단순히 고혈압이나 당뇨병 같은 고치기 힘든 환자들만을 위한 식이요법이 아닙니다.'

저자는 자신의 병을 치료하려다가 본격적으로 이 연구에 돌입했고, 직접 자신의 몸을 대상으로 임상실험을 해서 효과를 얻었으며, 그 결과를 바탕으로 연구와 치료를 거듭하여 이 책을 썼습니다.

당질제한식으로 효과가 검증된 질병의 수는 헤아릴 수 없이 많습니다. 이 책에서 거론한 질병만을 정리해도 다음과 같습니다.

'간암, 췌장암, 식도암, 대장암, 유방암, 자궁암, 신장암, 심근경색, 동맥경화, 뇌경색, 뇌출혈, 폐렴, 우울증, 졸음, 조급증, 권태로움, 기능성 저혈당, 조현병, 당뇨병, 당뇨병 합병증, 비만, 역류성 식도염, 편두통, 꽃가루 알레르기, 알레르기성 비염, 아토피성 피부염, 천식, 심상성 건선, 혈관성 치매, 알츠하이머병, 불임증, 생리불순, 생리통, 감기, 충치·치주염, 지방간, 폐기종, 요통, 무릎 통증, 빈뇨, 치질, 가늘어지는 속눈썹, 끝이 갈라지는 모발, 탈모, 건조한 피부······.'

이 책은 탄수화물로부터 건강을 지키기 위한 현대인의 지침서입니다. 생활습관병을 예방하고 개선하기 위한 당질제한식의 31가지 포인트 외에도 식품별 당질의 양과 먹어도 좋은 식품 또는 피해야 할 식품 등을 꼼꼼하게 부록으로 엮었습니다. 이는 여러분께서 당질제한식을 실행하는 데 좋은 길잡이가 되어 줄 것입니다.

  부디 이 책을 통해 당질제한식을 체득하여 건강하게 살면서 장수하시기 바랍니다.

한성례

옮긴이 **한성례**

세종대학교 일문과及 동 대학 정책과학대학원 국제지역학과 일본전공으로 석사 졸업했다. 현재 세종사이버대학교 겸임교수로 재직하고 있다.
1986년『시와 의식』신인상으로 등단했으며, '허난설헌 문학상'과 일본에서 '시토소 조 상'을 수상했다. 지은 책으로는 한국어 시집『실험실의 미인』, 일본어 시집『감색치마폭의 하늘은』, 『빛의 드라마』등이 있다. 옮긴 책으로는『한없이 투명에 가까운 블루』,『사는 방법의 연습』, 『스트로베리 나이트』,『다시 공부하고 싶은 나이, 서른』,『백은의 책』등 다수가 있다.

탄수화물의 경고

초판 1쇄 발행 2024년 9월 27일

지은이 에베 코지
발행처 이너북
발행인 이선이

편 집 심미정
디자인 표지 유어텍스트 본문 이유진
마케팅 김 집

등 록 2004년 4월 26일 제2004-000100호
주 소 서울특별시 마포구 백범로 13 신촌르메이에르타운Ⅱ 305-2호(노고산동)
전 화 02-323-9471 | **팩스** 02-323-2074
E-mail innerbook@naver.com
블로그 blog.naver.com/innerbook
포스트 post.naver.com/innerbook
인스타그램 @innerbook_

ⓒ 에베 코지
ISBN 979-11-88414-82-6 03510

· 이 책은 저작권법에 따라 보호를 받는 저작물이므로 무단 전재와 무단 복제를 금지하며, 이 책 내용의 전부 또는 일부를 사용하려면 반드시 저작권자와 이너북의 서면 동의를 받아야 합니다.
· 책값은 뒤표지에 있습니다.
· 잘못되거나 파손된 책은 구입처에서 교환해 드립니다.

> 이너북은 독자 여러분의 소중한 원고 투고를 기다리고 있습니다.
> 원고가 있으신 분은 innerbook@naver.com으로 보내주세요.

이너북 Life 이너북출판사의 건강책 브랜드입니다.